老けない人は何が違うのか

今日から始める!

元気に長生きするための生活習慣

山岸昌一 著
昭和大学医学部教授／医学博士

合同フォレスト

はじめに

あなたの周囲には危険な食情報があふれている！

私が本書の執筆を思い立った大きな理由は、昨今、健康長寿が喫緊に取り組まなければならない課題となっている中で、次の二つの点に強い危機感を覚えたからです。

一つ目は、「食」に対して現代人があまりにも無頓着、無防備であることです。

もうひとつは、それとも関連しますが、不確かな健康情報の氾濫です。現代人は、膨大で、しかもほとんどが根拠の乏しい健康情報に振り回され、自身で正しい判断ができなくなっています。いわば、食情報に対するリテラシー（literacy：理解し分析する能力）の欠如が、健康長寿の足かせになってしまっています。私は、そのことを非常に憂えているのです。

一つ目の「食」に関しては、こんな言葉があります。

「病《やまい》は口より入《い》り、禍《わざわい》は口より出《い》ず」

病気は口から入る飲食物が原因で起こることが多く、災難は口から出る言葉がもとで引き起こされる場合が多い。口からの出入りにくれぐれも気を付けるようにという戒めの言葉です。室町時代の頃からの言い伝えのようですが、私は現代人が心掛けるべき養生訓がこの言葉に秘められているように思います。日々、口にする食べ物、飲み物に気を配る。いい加減で無責任なことは軽々しく口にしない。特に公共の電波で情報発信できる立場にある人は、出典が確かで科学的に実証された事実に基づく公正な報道や発信を行うよう、心するべきです。

多くの疾患、とりわけ、糖尿病やがん、肥満、高血圧、高コレステロール血症、脂肪肝、慢性腎臓病、骨粗しょう症（骨がもろくなり、骨折しやすくなる病気）、アルツハイマー病、歯周病など、生活習慣病といわれる病気のほとんどは口から入るもの、すなわちゆがんだ食事によってもたらされます。そして食事の影響は、何を食べたかだけで決まるわけではありません。何をいつ、誰と、どれだけ、どのように食べたかなども健康に大きく影響を及ぼすのです。

老化を早める物質ＡＧＥとは

病は口から――。私は自らのライフワークである「ＡＧＥ」（エージーイー　Advanced Glycation End Products）の研究を進める中でも、この言葉の重さをひしひしと感じるようになりました。

ＡＧＥとは、タンパク質の糖化反応によってつくられる生成物で、「終末糖化産物」とも呼ばれる老化物質です。ＡＧＥが、老化やさまざまな病気の原因物質のひとつとなることが、１万件を超える世界中の研究によって示されています。

ＡＧＥは、血糖値の上昇に比例して、体内でタンパク質と糖が結びつくことでつくられます。また、普段私たちが何気なく食べているさまざまな食品の中にもＡＧＥは含まれています。したがって、血糖値の上昇を招くような食習慣や、ＡＧＥを豊富に含む食品（ＡＧＥリッチな食品）の過剰摂取は、体の老化を早め、健康寿命を縮めていくと考えられます。まさに「病は口から」なのです。

食事は、貴重なエネルギー源として私たちの体を支えてくれるだけでなく、家族や友人と共にとることで私たちの社会的な絆を強めてくれます。マナーや伝統的な文化を学び、人間関係を形成する能力や協調性を育成していく上で、共に食事をする（共食）は欠かすことのできないものでしょう。しかしその一方で、食事の栄養が偏ったり、その社会的意義が軽視されれば、食事は一転して私たちに牙をむきだし、健康に仇《あだ》をなす悪にもなります。

その情報に科学的根拠はあるのか

二つ目の「健康情報の氾濫《はんらん》」は、昨今の新型コロナウイルス感染症の騒動の際にも強く感じたことです。

ウイルスの種類は特定されたものの、完全な防御策が見当たらないまま感染が広がっていく中で、予想されたとおり、さまざまな虚報、風評がメディアやインターネット上に飛び交い始めました。

26～27℃でウイルスは死滅するから、お湯を飲めば予防できる。ゴマ油を体に塗ると予防できる。カレーのスパイスが予防になる。さらには生理食塩水が効く、トウガラシが効く、ニンニクが効く、漢方薬が効く……。

このように、数え上げたらキリがありませんが、どれひとつとして科学的根拠のあるものはなく、中には愉快犯によるイタズラとしか思えないようなものまであります。それでも、かなりの数の人々が惑わされ、その情報に踊らされてしまっています。

かつて、アメリカの哲学者エマーソンが述べたとおり、「**恐怖は常に無知から生まれてくる**」ようです。

また、「がんが治る」などと言って怪しげな商品を売っていた業者が摘発される事件がよく起こりますが、これもがんにかかった人の追いつめられた心情と知識不足につけ込んだものだといえるでしょう。健康でありたい、若々しくありたい、長生きをしたい。それが高じてくると、普段なら眉にツバするような話にも、ついフラフラと気持ちが引かれてしまう。でも、不確かな情報に振り回されているかぎり、本当の健康長寿を手に入れることはできません。

先に述べたエマーソンは、「**知識は恐怖の解毒剤になる**」とも語っています。つまり、私たちは正しい知識を身に付けることで、初めて正しいことを行い得るのです。

「よりよく年をとる」ことを目指そう

大切なのは、情報を選別する自分なりの軸（判断基準）をつくっておくことです。正しい知識を基に構築した軸を備えていれば、次から次へと入ってくる情報にぶれることも惑わされることもなくなっていくでしょう。

健康長寿を得るのに〝即効法〟はありません。個人差はありますが、人の体は徐々に老化し、病気のリスクは高まっていきます。加齢による徴候や老化に真っ向から抗《あらが》うことはできません。一朝一夕で老化をリセットすることなどできないのです。

しかし、間違いない事実が一つだけあります。それは、老化の進行を緩やかにすることはできるということです。老化と闘うのではなく、老化とうまく折り合いをつける。アンチエイジングというよりは、ウェルエイジング。よりよく年をとることは可能です。毎日の生活の中で何気なく繰り返している「食べたり、飲んだり、寝たり、動いたり」を少しずつ整えていくこと。日々の積み重ねこそが、健康長寿を手に入れる一番の早道なのです。

いい年だし、もう手遅れかも？　いいえ、そんなことはありません。もちろん、早いに越したことはありませんが、いくつになろうと、その大切さに気付き、実行し始めたときから健康長寿への新たな一歩が確実にスタートします。最初から全てをとは言いません。それは無理ですし、たとえできたとしても、続けていくことは難しいでしょう。

食事のパターンでいえば、どれか一つ、ご自分のライフスタイルの現状を振り返り、取り組みやすいことから始めればいいのです。仕事の関係で食事時間が不規則になりがちなら、量を減らす。逆に量を減らすのがつらいのなら、せめて夜8時以降に食べるのはやめる。これだけでも、やるのとやらないのとでは何年か先に大きな違いが出てくるでしょう。

本書では、健康長寿を手に入れるための知識の礎《いしずえ》と具体的な対策法について、確かなエビデンス（科学的根拠）に基づき解説していきます。ネット上には氾濫しているものの確かな出典のない記事、直感には訴えるけれども根拠のない情報は取り上げていません。

また、思わず誰かに話したくなるような健康にまつわる蘊蓄《うんちく》も盛り込みました。少し難しい部分もあるかもしれませんが、肩の力を抜いて気軽に読んでいただければと思います。

この本が、令和時代の新しい養生訓となり、みなさんの「元気で長生き」の処方箋になれば幸いです。

2021年4月　山岸昌一

目次

はじめに
あなたの周囲には危険な食情報があふれている！……… 003
老化を早める物質ＡＧＥとは ……… 005
その情報に科学的根拠はあるのか ……… 006
「よりよく年をとる」ことを目指そう ……… 008

第１章 人はなぜ老化するのか――老化の意味とメカニズム ……… 018

✦たった一つの臓器の機能不全が寿命を決める ……… 018
「全身」のメインテナンスが大切 ……… 018
なぜ、年をとると病気が増えるのか ……… 020

✦老化はなぜ起こるか ……… 022
「細胞分裂限界仮説」――生命は「回数券」制!? ……… 022
「生命活動速度理論、フリーラジカル仮説」――代謝が高い動物は早死にする!? ……… 025
「使い捨ての体理論」――体は子孫を残すための使い捨て商品!? ……… 027
人は子孫を残すがゆえに老化する ……… 028

✦体に悪影響を及ぼすのは「酸化」と「糖化」の二大因子 ……… 030
酸化（活性酸素）のダメージ ……… 030
糖化（ＡＧＥ）のダメージ ……… 031

老化は活性酸素とＡＧＥの負のスパイラルで進んでいく……033
健康長寿の羅針盤① ＣＲＰ値を知れば、病気の進行を予知できる……034
◆百寿者（１００歳以上の高齢者）の長寿の秘訣……035
健やかに老いるには「糖化」予防が鍵になる……035
あせらずゆっくりとＡＧＥを減らしていこう……037
健康長寿の羅針盤② 子孫を残すための知恵「おばあちゃん仮説」……039
第1章のまとめ……042

第2章 老化物質ＡＧＥの正体

◆「糖化」によってつくられるＡＧＥとは……044
体外から取り込むＡＧＥ・体内でつくられるＡＧＥ……044
ＡＧＥは体の「焦げ」……046
◆ＡＧＥは臓器にたまり、機能障害を引き起こす……048
しわやシミ、動脈硬化に白内障……ＡＧＥの恐るべき影響……048
ＡＧＥは酵素の働きも低下させる……050
◆ＡＧＥがたまっていると短命になる!?……051
あらゆる老年病のリスクを高めるＡＧＥ……051

健康長寿の羅針盤③ 自分のAGE値を知るには ……… 053
糖尿病患者はAGEがたまりやすい ……… 054
糖尿病になると老年病のリスクが上昇 ……… 056
AGEの蓄積を減らせば、老化を防げる! ……… 058

✦AGE値に比例して高まる老年病のリスク ……… 061
AGEが老年病を引き起こすメカニズム ……… 061
AGEが関わる主な老年病 ……… 063
心筋梗塞・脳梗塞
糖尿病・肥満　高血圧
骨粗しょう症・圧迫骨折
アルツハイマー型認知症
うつ　不妊・男性更年期障害
脂肪肝　歯周病
がん　感染症
健康長寿の羅針盤④ RAGEはなぜ存在するのか ……… 074
第2章のまとめ ……… 076

第3章 老化の原因「AGE」を抑える食習慣のルール

✦AGEは食事の工夫で減らせる ……… 078

おいしいものにはＡＧＥがいっぱい!? ……… 078
高ＡＧＥ食品を避ける食習慣を身に付ける ……… 079

✦ルール1「正しい食べ方」でＡＧＥを抑える ……… 081
早食い、大食いをしない ……… 081
ＧＩ値・ＧＬ値の高い食品を避ける ……… 082
朝しっかり食べる。夜8時以降は食べない ……… 083
孤食はできるだけ避ける ……… 087
食べる順番は「先に野菜、最後に糖質」 ……… 089
お酒はほどほどに ……… 089
健康寿命を延ばすには、カロリー制限よりＡＧＥ制限が重要か？ ……… 091
健康長寿の羅針盤⑤ 食品に含まれるＡＧＥ量 ……… 093

✦ルール2「効果的な食材」でＡＧＥを抑える ……… 098
「ホールフード（丸ごと食べる）」を心掛ける ……… 098
「アンチＡＧＥ食品」で、食後の血糖スパイクと糖化を抑える ……… 099
健康長寿の羅針盤⑥ ＡＧＥの吸収を抑える「吸着炭」 ……… 104

✦ルール3「調理方法」でＡＧＥを抑える ……… 106
「スローフード」がＡＧＥをためないコツ ……… 106

揚げるより焼く、焼くよりゆでる……107
調理には水を使う……108
酢を使うと、糖の吸収が緩やかに……110
電子レンジは要注意……110
✦ルール4「三大栄養素の摂取比率と質」でAGEを抑える……111
糖質・タンパク質・脂質の理想的なとり方……111
ベストな糖質のとり方……113
ベストなタンパク質のとり方……115
ベストな脂質のとり方……116
その他の栄養素――ポリフェノールをとる……119
栄養素は量より質を重視する……120
第3章のまとめ……122

第4章 AGEを抑える生活習慣のルール

✦ルール1 体を動かす……126
「ちょこまか運動」のすすめ……126
週1回の運動で死亡率が3割下がる……128
✦ルール2「睡眠負債」やストレスをためない……130

睡眠不足は糖化を進める……130
健康長寿の羅針盤⑦ 睡眠時無呼吸症候群もＡＧＥの蓄積につながる……133
✦ルール3 サーカディアンリズム（太陽のリズム）に合わせた生活をする……134
体温やホルモン分泌は太陽のリズムに同期している……134
体内時計のくるいが病気の引き金になる……135
✦ルール4 自分の体質を知る……137
ＡＧＥのでき方には個人差がある……137
いろいろな検査を受けてみよう……139
健康長寿の羅針盤⑧ 現代人は、コンビニに迷い込んだ原始人……139
第4章のまとめ……143

第5章 よりよく年をとるための秘訣――健康情報に振り回されないために

✦身の回りのあやしい健康情報に要注意！……146
「ラーメンは麺を減らしてチャーシュー増し」で血糖値は下がるのか？……147
糖質制限ダイエットのからくり……149
特定の栄養素だけを制限するのは危険！……151
サプリメントは体にいいのか？……152
健康長寿の羅針盤⑨ 過去の病気ではない――脚気とビタミンB1……154

「ビタミン神話」の真相……157
フルーツジュースの甘くない現実……161
黒砂糖は白砂糖より体にいいのか……163
食事に関する指針づくりの難しさ……165

✦なぜ、その健康情報を信じるのか……168

「認知のゆがみ」が判断を誤らせる……168
数字のマジックにだまされない……171
厚着をするとインフルエンザにかかりやすい!?……172
「サバイバルバイアス」のある健康情報に気を付ける……174
健康長寿の羅針盤⑩ 夢の扉へ……177

第5章のまとめ……179

おわりに

AGEは子孫に受け継がれる……182
「形質」は遺伝する!?　ラマルク説の復権……184
母と子のAGE値は相関する……187

第1章

人はなぜ老化するのか

——老化の意味とメカニズム

たった一つの臓器の機能不全が寿命を決める

「全身」のメインテナンスが大切

少し古いエピソードですが、アメリカのある有名な自動車メーカーの社長が工場視察をしたときのことです。

案内役の工場長は製品の質を自信満々に語りました。「社長、このバンパーは10年もちます。このバルブも10年もちます」と、次々と耐用年数（寿命）の長さを誇りました。

ところが、最後に小さな部品を目にした社長が「これは何年もつの？」とたずねると、工場長は「それだけは3カ月しかもちません」と少し顔を曇らせた後、「それ以外は全て長持ちです」と、また胸を張りました。

すると、社長は苦笑い。「他が何十年もとうと、たった一つでも必要な部品が3カ月しかもたなければ、その車の寿命は3カ月ということになるじゃないか！」

全くもってその通りで、私たちの体もまた然《しか》りです。

いくら肝臓や腎臓や脳が元気でも、心臓が健康でなければ、その人の寿命は心臓で決まってしまいます。

したがって、**健康やアンチエイジングを考えるときは、心臓や腸、脳といった個々のパーツだけの健康を考えるのではなく、体全体の細胞の機能の調和を保つことを優先させなくてはなりません。**

細胞や個体を老化させる根源的な原因を追究し、それに基づいて全身の老化予防や維持（メインテナンス）をしっかり行うことが、健康寿命を延ばす、より効果的でより確実な戦略になるというわけです。


先頃、ある新聞の投書欄に「医者はすぐに『お年ですから』と言うけれど……」と、疑問を投げかけているお年寄りがおられました。

お気持ちはよく分かります。何でもかんでも「年だから」と片付けてしまうのはよくありませんし、そもそも患者さんに対して失礼でもあります。

医者として、その点は十分肝に銘じているつもりですが、ただ、その一方で、年をとるにつれて病気にかかりやすくなったり、あちこちに痛みが出てくるようになるのも、これまた否定しがたい事実です。

▼なぜ、年をとると病気が増えるのか

では、どうして年をとると病気にかかりやすくなるのでしょうか。

それには、「生き物は、自分の遺伝子を後世に残すことを最優先する」という事象が絡んできます。

実際、私たちの体には、子孫を残す年齢までは確実に生き延びられるように何重にもわたってバックアップ機構が備わっています。

ところが、幼少期の病気を乗り越えるために良かれと思って備わっていた体の仕組みが、40、50と年をとってきたときには仇《あだ》となり、逆に体に悪さをしてしまうことが往々にしてあるのです。

これは「拮抗的多面発現仮説」と呼ばれ、老化を説明する有力な理論のひとつになっています。**拮抗とは力が等しい勢力が互いに張り合う状態。多面発現は、その影響が時期や部位に応じていろいろな形で現れてくること**です。

人間が持って生まれた大切な能力に「炎症反応」があります。炎症は、病原体との闘いそのものです。

敵、つまり細菌やウイルスなどの異物をせん滅することで、感染症から体を守ってくれるのが免疫細胞で、病気と闘うときに炎症反応が起こります。免疫細胞が勝利すれば、やがて速やかに組織は修復され、炎症は治まり、元の健康な状態に戻ります。

子どもの頃はウイルスや細菌に感染しやすく、ちょっとした傷が命に関わる重大事にまで発展しかねません。そのため、もともと人間には過剰ともいえるくらいの強い免疫機構が備わっています。そのおかげで、感染症やケガによる死亡のリスクが高い幼少期を私たちは乗り切ることができるのです。しかし、その強力な免疫部隊も、体が成長し、子どもをつくり終えた壮老年期頃からは、逆に力を持て余し気味になります。

そして余剰となった力は間違った方向に働き、あろうことかＡＧＥなどの老化物質に対しても過剰に反応し、くすぶるような慢性炎症を起こしてしまうのです。これが動脈硬化症、がん、アルツハイマー病などの引き金になっていくと考えられています。

まさに、昨日の友は今日の敵なのです。

老化はなぜ起こるか

そもそも老化はなぜあるのか、また、どうして起こるのかについての知識は、健康情報に対する知恵と選択眼を身に付ける上で、とても大切なことです。

古くから老化や寿命に関する研究は世界中で行われており、老化に関していくつかの仮説が提唱されています。

▼「細胞分裂限界仮説」――生命は「回数券」制!?

「テロメア」という言葉を、耳にしたことはないでしょうか。

細胞の核にある染色体には、生物の遺伝子情報を記録したDNAが収納されています。この染色体の末端にある分子構造、いわゆる塩基配列がテロメアで、靴紐の端についているキャップのような役目をしています(図1-1)。

テロメアは「生命の回数券」とも呼ばれており、細胞が分裂を起こすたびに少しずつ減り、短くなっていく特徴があります。

テロメアの回数券が尽きると、染色体は不安定になり、遺伝子の情報が正確に伝えられなくなって細胞分裂が止まってしまいます。また、細胞分裂が停止し老化した細胞からは、さまざまな炎症を起こすサイトカインといわれる物質が分泌され、臓器が障害を受けてしまいます。

つまり、細胞分裂には限界（およそ50～60回）があり、この限界が37兆～60兆個の細胞から成り立つ個体の寿命を決定している。その指標となるのがテロメアの回数券だというわけです。

これが「細胞分裂限界説」で、1961年にアメリカの生化学者、レオナード・ヘイフリックが提唱しました。それ以前は、

図1-1　染色体の構造と「テロメア」

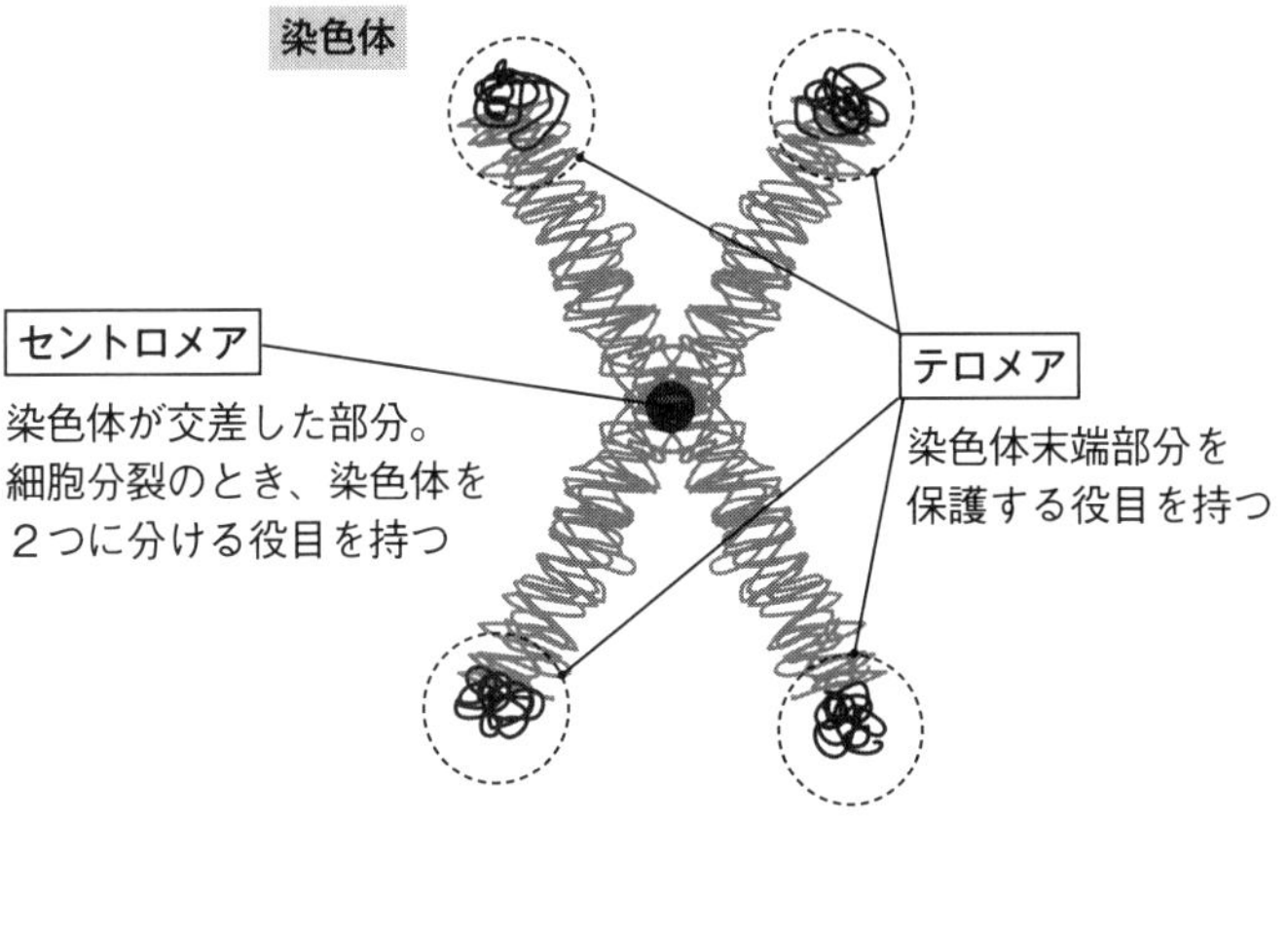
染色体
セントロメア
染色体が交差した部分。
細胞分裂のとき、染色体を
２つに分ける役目を持つ
テロメア
染色体末端部分を
保護する役目を持つ

細胞は無限に分裂するとされていたので、当時としては革新的なことでした。

しかし、この説で老化が全てうまく説明できるわけではありません。細胞分裂限界説にも、いくつかの矛盾点があるのです。

例えば、加齢や老化の影響を最も受けやすい臓器として、脳や心臓が挙げられます。ところが、神経細胞や心筋細胞は、基本的には出生後、一度も分裂しない希有《けう》な細胞であることが知られています。脳梗塞や心筋梗塞を起こすと後遺症が残りやすいのも、新たな細胞分裂によって梗塞部位の失われた細胞が補填《ほてん》されないからです。

つまり、細胞分裂しない脳や心臓には、細胞分裂の限界＝老化という仮説が当てはまらないことになります。この事実は、むしろ、入れ替わらない細胞ほど加齢によるツケの影響を受けやすいことを示唆しています。

さらに細胞分裂限界説で寿命をうまく説明できない事象が、他にもまだあります。実は、ネズミのテロメアは、人間より10倍も長いのです。とすれば、理論上は、ネズミは人より細胞分裂の限界に達するまで十分な時間的余裕があり、長生きになるはずです。ところが、ネズミの寿命は人間の30分の1程度で3年くらいしかありません。そして、テロメアの長いネズミは、極めてがんにかかりやすい動物でもあるのです。

▼「生命活動速度理論、フリーラジカル仮説」――代謝が高い動物は早死にする!?

1908年にドイツの生理学者、マックス・ルブナーは「生命活動速度理論」を唱えます。心拍数が速く、代謝率が高い動物は、早く消耗し、寿命が尽きる、つまり、生き急いでいる動物は早死にするというものです。

しかし後年、個々の動物の体の大きさで補正すると、代謝速度と寿命との間には全く相関関係がないことが分かります。また、空を飛び回る鳥類のほうが代謝率が高いにも関わらず、同じ大きさの哺乳類より長生きであるなど、この理論でうまく説明できない事象が次々と報告されていきました。

この生命活動速度理論は、老化・長寿研究の表舞台から早々に姿を消しますが、少なからず後世に影響を残し、「フリーラジカル仮説」につながっていきます。フリーラジカルとは、対をなしていない電子（フリー電子）を持つ、反応性の高いラジカル（過激）な分子のことです。活性酸素として知られているスーパーオキシド（O_2）やヒドロキシラジカル（OH）は、酸素や過酸化水素に余分な電子が一つ加わったフリーラジカルです。代謝率が高いと、酸素の消費量も増えて、その分活性酸素が多くつくられ、細胞が傷害されて寿命が短くなるという説です。

この説を提唱したデナム・ハーマンは、フリーラジカルの過剰産生が、ＤＮＡやタンパク質を傷つけ、老化を促進させると主張しました。この仮説は、その後、多くの研究により支持されてきました。

しかし、この説にも、うまく説明できない現象があります。

ネズミに比べて長生きである渡り鳥や、ほとんど老化の徴候を示さないハダカデバネズミ（写真1－1）のフリーラジカル産生量は、決して少なくありません。つまり、フリーラジカルの多寡そのものが寿命を決めているわけではなく、鍵を握っているのは、むしろ受け手側のタンパク質にあるようです。実際、ハダカデバネズミには、フリーラジカルがつくられてもタンパク質が大きなダメージを受けずにすむような防御機構が存在します。さらに、ハダカデバネズミにはインスリンがなく、この動物に糖負荷試験を行うと、糖尿病に類似した高血糖パターンを示しますが、タンパク質が糖化されにくいという事実も見つかっています。

以上のことから、フリーラジカル、高血糖ともタンパク質を傷つけ、臓器障害を引き起こしますが、いかにうまくその傷ついたタンパク質を修復し、その品質を維持、管理できるかという能力の多寡が老化のスピードを規定しているともいえます。

▼「使い捨ての体理論」——体は子孫を残すための使い捨て商品!?

「使い捨ての体理論」は、南アフリカの生物学者、トム・カークウッドが1977年に提唱したもので、その大要は次のようような話になります。

生き物にとって一番重要なことは「子孫を残す」ことです。そのための戦略は個々の生き物によって異なります。

一般的に、体の大きい動物は長生きして、体の小さい動物は短命ですが、それは外的要因、つまり「補食のリスク」によるものです。

ゾウのように体の大きい動物は、他の動物に食べられてしまう心配がないので、すぐに繁殖し、子孫を残す必要はありません。その分、自分が持っている資源を生殖以外の部分に割く余裕が生まれます。

具体的には、タンパク質が糖化や酸化を受けないように、あるいは糖化や酸化を受けたタンパク質があれば、すぐに入れ替えて品質を管理できるよう資源を割いて対処するこ

写真1-1　ハダカデバネズミ

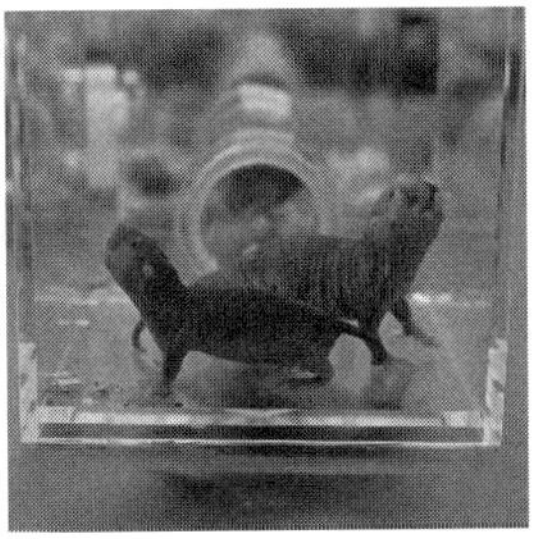

ハダカデバネズミは独自の防御機構により、タンパク質がダメージを受けずにすむ。
(提供) 熊本大学大学院生命科学研究部 三浦恭子博士

とが可能なわけです。その結果、生殖を行って子孫を残すという、生き物にとって最も重要な命題を担保しつつ、同時に体の健康も維持できるというわけです。

一方、ネズミのように小さい動物は天敵が多く、補食されるリスクが高い。だから、資源を体のメインテナンスに割くのは得策ではありません。なにせ、明日をも知れない命ですから、全ての資源を生殖、つまり子孫を残すことに使わざるを得ないのです。しかも大至急で。なぜなら、天敵に食べられてしまえば子孫を残せず一巻の終わり、生き物としての究極的な目的を達せられずに終わってしまうからです。このように、小動物の場合は、フリーラジカルや糖化によるツケがたまり、短時間のうちに老化が進行していきます。

人間を含む全ての動物にとって、体は子孫、すなわち遺伝子を次世代へ伝えるための運び屋に過ぎず、使い捨て商品ということなのでしょう。

このことを、進化生物学者で動物行動学者でもあるリチャード・ドーキンスは、「利己的遺伝子」という呼び名で象徴的に言い表しています。

人は子孫を残すがゆえに老化する

生殖か、タンパク質の品質管理か。そのどちらに、より多くの資源を注ぐかによって、老化や寿命は決まってくる――。

この「使い捨ての体理論」から見えてくるのは、子どもをつくること、つまり生殖と老化は「トレードオフ」の関係にあるということです。

トレードオフとは、ある目的を達成するために別の何かを犠牲にしなければならないこと。要するに「あちらを立てれば、こちらが立たず」という関係です。

そして、この資源分配の比率が子孫をつくるほうに傾くほど老化が早く、寿命が短くなります。多産の動物ほど寿命が短いことは、これまでの多くの研究で明らかにされていきす。そして、人間においてもそれは事実のようです。

例えば、イギリスには8世紀から19世紀までの1200年間にわたって貴族を対象に出産と寿命との関係を調べた貴重な研究があります。このデータによれば、60歳以上の閉経した女性では、子どもの数が多いほど寿命が短いこと、さらに初産が早い女性ほど早死にする傾向にあることが示されています。

つまるところ、生き物にとって老化は、効率的に子孫を残す戦略の中で生まれた副産物ともいえるのでしょう。

体に悪影響を及ぼすのは「酸化」と「糖化」の二大因子

では、老化に影響を与える要因は何なのでしょうか。**老化とは、端的にいえば、タンパク質の劣化**です。

例えば、ハダカデバネズミは、がんや動脈硬化になりにくく、とても長寿な動物です。なぜでしょうか。この動物の体内では、タンパク質の品質がしっかりと維持、管理され、老化のプロセスが抑えられています。また、地下にトンネルを掘って生活し、天敵から身を守ることができているため、自分の持っている資源をタンパク質の品質管理と維持に割くことができると考えられています。

ここからは、タンパク質の品質を劣化させる引き金について考えてみましょう。

▼酸化（活性酸素）のダメージ

老化に影響を及ぼす要因として、「酸化」があります。

「酸化」は、自然界における最も基本的な化学反応のひとつで、物質が酸素と結合することで電子を失い、変化する現象のことです。

私たちの周りでは、酸化現象がさまざまな形で起きています。例えば、クギがさびる、リンゴの断面が変色する、輪ゴムが劣化する、古米の粘りが低下する、など。このように、酸化によって物質はダメージを受け、劣化します。

これと同じ現象が私たちの体内でも起きているのです。呼吸で取り込まれた酸素は、全身の細胞のエネルギー代謝に使われますが、一部の酸素はその過程で、反応性の高い「活性酸素」に変化し、体の細胞の主成分であるタンパク質を傷つけ劣化させて、障害を引き起こすのです。

▼糖化（AGE）のダメージ

「糖化」は、まだ聞き慣れない方が多いかもしれませんが、近年、老化との関連で注目を集めています。

糖化とは、体内で過剰になった糖がタンパク質にくっつく現象のこと。タンパク質は体の主要な構成因子のひとつですから、いわば体が砂糖漬けでベタベタになるような現象です。

初期の段階で、糖の濃度が下がれば、タンパク質は元の正常な状態に戻れますが、高濃度の糖にまみれた状態が長年続くと、タンパク質は徐々に変性していきます。この糖が過剰にこびりついて姿、形が大きく変わった、いわばタンパク質のなれの果ての物質は、AGE（終末糖化産物）と呼ばれています。

タンパク質はAGE化を受けることにより、その働きが劣化します。さらに、**酵素もタンパク質ですので、抗酸化反応などのいろいろな生体反応が障害を受ける**ことになります（図1－2）。

さらに、**AGEは、細胞や臓器に炎症を引き起こす原因物質**であることが近年の研究で明らかになってきています。

図1-2　老化を促進する酸化と糖化のメカニズム

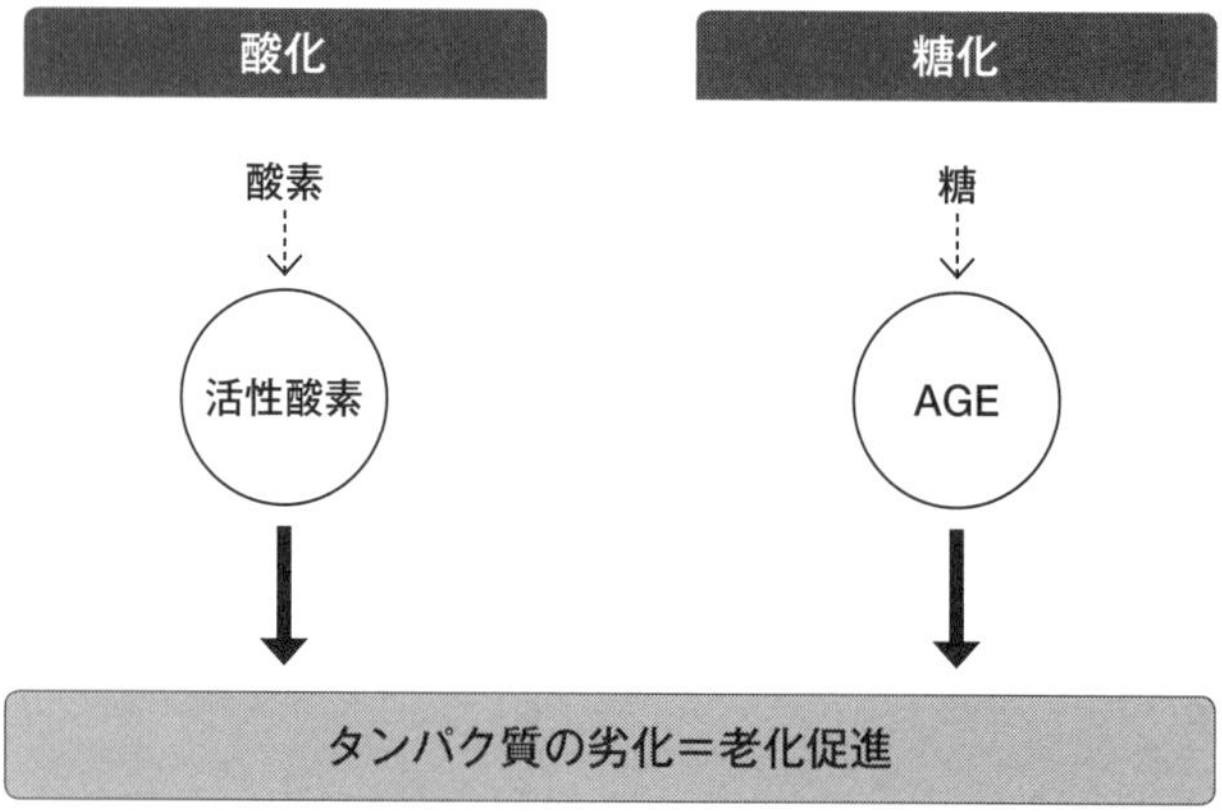

ちなみに「糖化」という言葉は、10年くらい前から、一部の人たちによって使われるようになってきましたが、あまり正確な用語とはいえません。

というのも、本来、「糖化」はエネルギー源として貯蔵された植物のデンプンなどが分解され、オリゴ糖やブドウ糖などになる反応のことを指します。つまり、「糖自身が化ける」ことなのです。一方、老化との関連で使われる「糖化」は、「糖がタンパク質を化かす」現象です。ただ、この使われ方も徐々に定着しつつあるようですので、本書でも「糖化」という言葉を使うことにします。

老化は活性酸素とAGEの負のスパイラルで進んでいく

炎症は、内的・外的ストレスに対する代表的な生体防御反応です。よく知られているのは、細菌感染やケガなどによって組織が赤く腫れ、痛みと熱感を持つ急性炎症です。

一方、あまり目立った症状を見せず、低いレベルの炎症反応が長年にわたって持続的に続く**慢性炎症**もあります。こちらは、その特徴から「**くすぶり型炎症**」**とも呼ばれ、徐々に細胞や臓器障害を起こしていきます。**

慢性炎症は、食事や喫煙、肥満、高血糖、高血圧など、さまざまな危険因子で引き起こされていきますが、その**主な原因となっているのは、活性酸素とＡＧＥ**です。さらに、**ＡＧＥは活性酸素を発生させ、活性酸素は糖化反応を推し進めます。**あとで触れますが、炎症によってＡＧＥの蓄積や活性酸素の産生も促されます。つまり、多くの危険因子は、活性酸素とＡＧＥをつくりだし、この二つが悪循環系を成立させ、老化を進めていくのです（図１－３）。

図1-3　慢性炎症を引き起こす主な原因

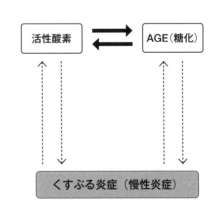

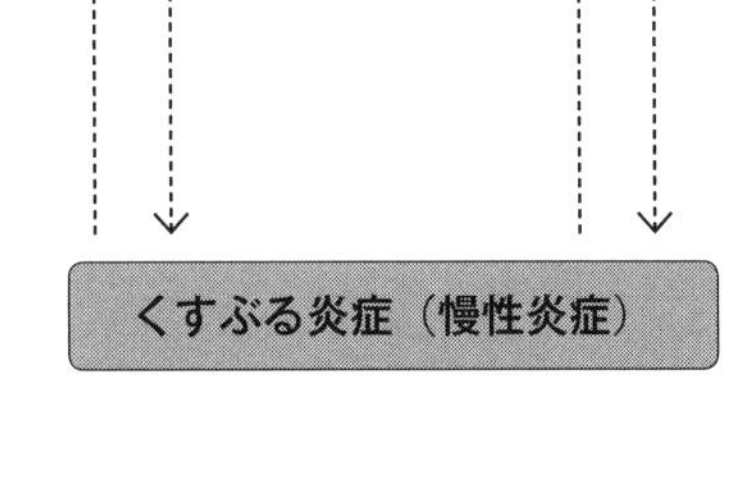

健康長寿の羅針盤①　ＣＲＰ値を知れば、病気の進行を予知できる

慢性炎症の有無や程度を把握することで、病気の進行を予知することができるようになってきました。

この炎症の有無を調べる指標として「CRP検査」というものがあります。

CRP（C-リアクティブ・プロテイン）は、体内に炎症が起きると血液中に現れてくるタンパク質の一種です。

慢性炎症で発生するCRPはごく微量のため、以前は検査で検出することが困難でしたが、最近になって高感度で測定できるようになってきました。この数値が高い人は、AGEもたまっていて体に慢性炎症があり、将来、心臓病やがんにかかりやすいといわれています。

百寿者（100歳以上の高齢者）の長寿の秘訣

▼健やかに老いるには「糖化」予防が鍵になる

百寿者（センテナリアン）には、二つの共通する特徴があります。一つは「**糖尿病が少ない**」こと、もうひとつは「**慢性炎症が軽度**」だということです。この二つの特徴は、いずれもＡＧＥと関連します。裏を返せば、**糖尿病⬇ＡＧＥ⬇慢性炎症⬇老化**という構図がありそうです。

そして、百寿者は、**糖の過剰摂取にならないよう、また、調理法や食べ方などを工夫することで、糖化を抑え、老化物質・ＡＧＥの蓄積をある程度コントロールできている**のかもしれません。

つまり、糖化を予防すれば、百寿者のように健やかに老いていく「ウェルエイジング」を実現できる可能性があるといえます。

高齢者の中には、「私はＡＧＥまみれだから、もう手遅れ」とあきらめる方もいらっしゃるかもしれませんが、そんなことはありません。

今からＡＧＥを増やさない生活を始めても、十分に老化の進行のスピードを抑えることができます。

また、ＡＧＥ対策は、若い人にもぜひ取り組んでほしい課題です。なぜなら、**ＡＧＥは不妊のリスクを高めますし、ＡＧＥが高いお母さんからはＡＧＥが高い子どもが生まれやすく、その後の子どもの健康状態に悪影響を及ぼす可能性すらある**からです。

▼あせらずゆっくりとAGEを減らしていこう

「少年老い易く、学成り難し　一寸の光陰軽んずべからず」という、漢詩から出た有名なことわざがあります。

若いうちはまだ先があると思って勉強に必死になれないが、歳月はあっと間に過ぎ去って年をとり、何も学べないで終わってしまう。だから若いうちから勉学に励まなければならない、という意味です。

健康も、全く同じでしょう。食生活をもっときちんとしなくてはいけない。分かっているけれど、ついつい欲望に負けてしまう。まだ若いからいいだろう、そのうち改めよう。そのうち、そのうちと先延ばしにしているうちに、時は矢のように流れて年をとり、気付いたときには全身がＡＧＥにむしばまれ、老化は加速し、さまざまな病気のリスクにさらされることになるのです。

食事に関して、食材はこうしたものを、食べ方はこう、時間帯はここで、などと私が患者さんに言うと、よく次のような言葉が返ってきます。

「先生の言うことは分かるけど、普段からそんな細かい対応はなかなかできないですよ」

でも、**本気でウェルエイジング、健康長寿を考えるなら、この「細かい努力や対応」を**

ひたすらコツコツ積み上げていくしかないのです。

考えてもみてください。私たちは、1日たてば1日分、年をとっているはずです。でも、「昨日より、これだけ老化した」とは、誰にも自覚できません。10年、15年たって、昔の写真を見るなどしてはじめて「ああ、老けたなあ」と思い、そういえば疲れが抜けないなあと感じたりするだけです。

見た目でもその程度なのですから、体の老化度の進行を日々自覚することなど不可能でしょう。

AGEにしても、少しずつたまっていって、少しずつ悪さをする。その積み重ねが老化を進め、臓器をむしばみ、病気のリスクを高めていくのです。

何十年と長い時間をかけてじっくり侵食してきた敵（AGE）を、一朝一夕に簡単に撃退させる方法は、残念ながらありません。迎え撃つのも、やはり長期戦となります。食・生活習慣をよりよいものに変えていくことで、少しずつ勝利を重ねていくしかないのです。

健康長寿の羅針盤② 子孫を残すための知恵「おばあちゃん仮説」

子孫をより多く残すことが最も重要であるとすれば、なぜ女性には閉経があるのでしょうか。閉経がないほうが子孫を多く残す可能性が高く、そのような形質は脈々と受け継がれていったことでしょう。しかし、現実には、多くの女性は50歳前後で閉経を迎えます。

それを説明するのが「おばあちゃん仮説」です。

閉経せずに60歳、70歳になった女性の卵子はかなり老化しているはずです。さらに女性の場合、妊娠、着床後、子どもを出産するまでに約10カ月間おなかの中で胎児を育てなくてはなりません。これは高齢の女性にとってかなりの負担になるだけでなく、出産に至らず死産となってしまうリスクを高めます。

また、子どもを産んだとしても、その子が独り立ちするまで年齢的にそばでサポートできない可能性もあります。遠い昔の原始の時代であればなおさら、母親がいない子どもは餓死したり、獣に襲われるなどして、ほとんど生き延びられなかったでしょう。

つまり、60歳以上の高齢で子どもを産んでも、自分の子孫を残すという点ではあまり効率的ではなく、むしろコストがかかりすぎたのかもしれません。

そこで、女性はある時点で「生殖」から「孫の世話」に資源を振り分ける戦略を選択しました。いや、厳密にいうなら、閉経を選択した女性が結果的により多くの子孫を残すこととなったのです。

50歳で、子どもを産むのをやめる。そのかわり、娘が産んだ子ども（孫）の世話に力を注ぐ。そうすれば、自分の遺伝子の4分の1は確実に後世に残されていく——。

これまでに女性の閉経後の生存期間が長いほど、孫の数が多くなること、また、母方のおばあちゃんがいるほうが孫の生存率が高いこと、特に閉経後のおばあちゃんがいる孫の栄養状態が良好であることなどが明らかにされています。また、江戸時代の宗門人別改帳（戸籍原簿・租税台帳）でも、母方のおばあちゃんがいるほうが孫の死亡率が低いことが報告されています。

第1章のまとめ

健康寿命を延ばすには？

●細胞や個体を老化させる原因を知り、それに基づいて全身の老化予防をしっかり行うこと。

●老化の原因は、「酸化」と「糖化」の二大因子。これらは、組織に慢性炎症を引き起こす。

長生きの秘訣とは？

●百寿者（センテナリアン）には、糖尿病が少なく、慢性炎症が軽度だという二つの共通する特徴がある。

●健やかに老いる（ウェルエイジング）ために、糖化予防を実践しよう。

第2章

老化物質AGEの正体

「糖化」によってつくられるＡＧＥとは

▼体外から取り込むＡＧＥ・体内でつくられるＡＧＥ

ＡＧＥは具体的に私たち人間の老化や寿命にどのように関わっているのでしょうか。まずは、ＡＧＥの要点を紹介しておきましょう。

ＡＧＥは、**タンパク質＋糖＋加熱**という化学反応から生まれます。**体内でもつくられるし、体外からも食べ物や喫煙の形で取り込まれます。体内でつくられるものが全体のおよそ3分の2です。**

体内では、体の細胞や組織を構成しているタンパク質に糖が結びつき、体温で熱せられるという糖化反応がＡＧＥ生成の出発点になります。糖化が初期の段階であれば、タンパク質は元の形に戻ることができますが、糖化が長期間続くとタンパク質は劣化、変性し、ＡＧＥとなって、元の正常な形のタンパク質には戻れなくなってしまいます。

また、ＡＧＥは食事からも取り込まれます。食材を炒めたり、焼いたり、揚げたりすると、おいしそうなコンガリきつね色になりますが、この部分にもタンパク質と糖が加熱されてできたＡＧＥが含まれています。

　これまでの研究により、**食品中に含まれているＡＧＥの７％が体内に取り込まれ、最終的には体内のＡＧＥ量の３分の１を占める**に至る、ということが分かってきました（図２−１）。

　ＡＧＥは、喫煙によっても体に入ってきます。収穫された葉タバコは、加工や乾燥処理、熟成過程を経て製品になっていきます。このプロセスの中で葉タバコのタンパク質にＡＧＥ化が起こり、喫煙するときに煙としてＡＧＥが肺から吸収されるのです。

　１日にタバコ１箱（20本）を平均７・７年間吸った３０００人以上の人たちを調査したところ、禁煙後、ＡＧＥリーダー（53

図2-1　体内に蓄積するAGE

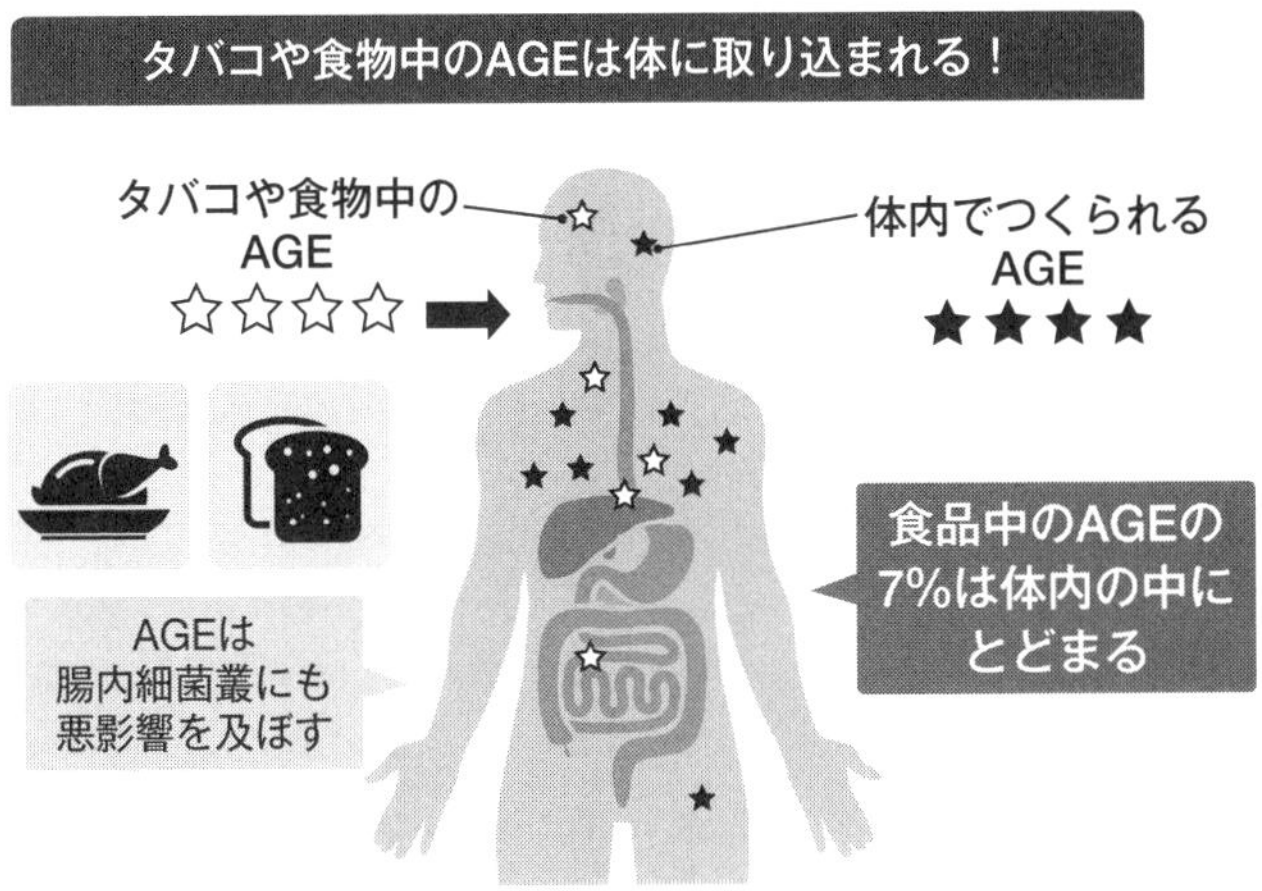
タバコや食物中のAGEは体に取り込まれる！
タバコや食物中のAGE
体内でつくられるAGE
食品中のAGEの7%は体内の中にとどまる
AGEは腸内細菌叢にも悪影響を及ぼす

ページコラム参照）で測定したＡＧＥ値が喫煙前の値に戻るのに、15年を要することが明らかにされています。

このように、喫煙によるＡＧＥの蓄積はかなり長期間に及ぶのです。

▼ＡＧＥは体の「焦げ」

糖とタンパク質がくっついて体が糖化する「糖化」が進むと老化物質（ＡＧＥ）が増える——といわれても、イメージしづらいかもしれません。

でも、この「糖化反応」は体の中だけでなく、私たちの普段の生活でもよく目にする現象なのです。

例えば、ホットケーキの見るからにおいしそうなコンガリきつね色。あれは材料である小麦粉（糖）と、卵（タンパク質）を混ぜ合わせたものがフライパンで加熱され、糖化反応が起きた結果できたものです。

また、肉や魚を焼くとできる褐色の焦げ目も、食材に含まれているタンパク質と糖がＡＧＥ化反応を起こしたものです。

また、味噌やしょう油、キャラメルなどを含む製造・加工された食品にも褐色のものが多いですが、これらも各材料に含まれているタンパク質と糖が製造過程で混ざり合って熱が加えられているため、ＡＧＥを含んでいます。

タンパク質＋糖＋熱によってきつね色に変わる「褐変《かっぺん》反応」は、１９１２年にフランスの科学者、ルイ・カミーユ・メイラードが発見したもので、この反応は彼の名をとって「メイラード反応」とも呼ばれています。

食品の場合、タンパク質が変性して褐色化すると香ばしくなる一方で、栄養価が損なわれるなどさまざまなことが起こります。同様に、私たちの体内でこのメイラード反応が起こると、タンパク質の劣化、変性が起こっていきます。

そして、糖化でタンパク質の変性がさらに進むと、毒性の強い終末糖化産物、ＡＧＥができてきます。

タンパク質がいったんＡＧＥに変性してしまうと、もう元の正常な形のタンパク質には戻れません。焼き魚やトーストの焦げ目が、削り取らないかぎり消えないのと同じことです。

ＡＧＥは臓器にたまり、機能障害を引き起こす

しわやシミ、動脈硬化に白内障……ＡＧＥの恐るべき影響

私たち人間の体の約60％は水分ですが、次に多い成分は体の屋台骨をつくっているタンパク質です。

つまり、ＡＧＥは体内のあらゆる細胞、臓器で例外なくつくられ、長い年月のうちにたまっていきます。その悪影響は脳、目、心臓、腎臓、肺、血管、胃腸、生殖器、皮膚、頭髪、骨など、あらゆる臓器・器官に及びます。

いったんタンパク質がＡＧＥ化すると、なかなか体から排出されません。これまでの研究により、いったんＡＧＥ化してしまったコラーゲンがお肌からほぼなくなるのに75年、関節からなくなるのに６００年かかると考えられています。これらの臓器では、ＡＧＥは一生そのまま残り続けることになります。

では、体内にＡＧＥがたくさんたまると、どのような弊害が出てくるのでしょうか。少し、具体的に見ていきましょう。

コラーゲンはプリプリして柔らかく、細胞を下支えするクッションのような役割を持つタンパク質です。体のタンパク質のおよそ3割はコラーゲンであるとされ、皮膚だけでなく、血管、目、骨や軟骨、脳などあらゆるところに存在しています。このコラーゲンが糖化しAGE化すると、細胞はゴツゴツとした岩のような足場で働かざるを得なくなります（**写真2―1**）。その結果、細胞に機能障害が現れてきます。キーワードは、炎症。細胞に慢性の炎症が起こり、機能が障害されていくのです（図2―2）。

もちろん、AGE化されたコラーゲンの働き自身も劣化していきます。皮膚のコラーゲンにAGEがたまれば、コラーゲンは弾力性を失い、シワやたるみの原因になります。最近の研究では、AGEがシミをつくり、薄毛の原因となることも分かってきました。また、血管のコラーゲンがAGE化すれば、動脈は硬くなり、骨でAGEが増えれば、もろくなります。さらに、目では水晶体が濁って白内障が起こり、脳ではアルツハイマー病の原因

写真2-1　コラーゲンの変化

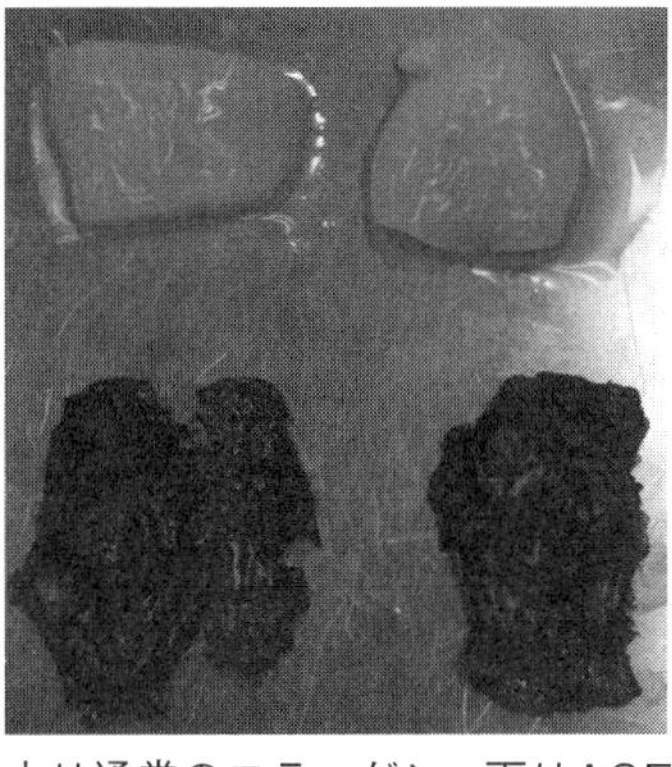

上は通常のコラーゲン、下はAGE化したコラーゲン

のひとつとされている老人斑（脳にできたシミ状の斑）の形成が助長されます。

▼AGEは酵素の働きも低下させる

AGEは、人間の生命活動や健康維持に欠かせない生理活性物質「酵素」にも影響を及ぼします。

酵素は、摂取した食べ物の消化・吸収・代謝など、体内で起こるさまざまな化学反応に対して触媒として働いています。また、生体内にはスーパーオキシドジスムターゼやカタラーゼなどの、活性酸素（フリーラジカル）を除去する働きを持つ酵素もあります。

しかし、これらの**酵素もタンパク質でできているため、AGEの影響をモロに受けてしまいます。**

図2-2　コラーゲンのAGE化が人体に及ぼす影響

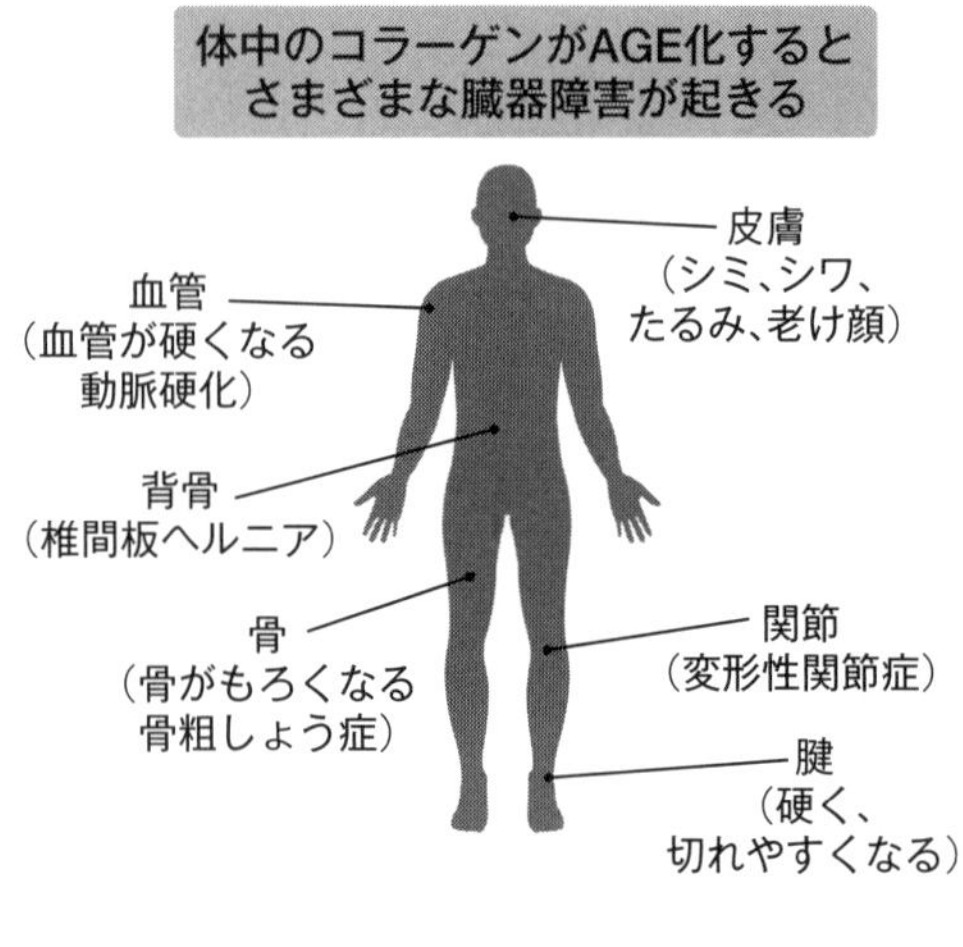

AGE化された酵素は、その機能が低下するため、体の中でできた活性酸素をうまく除去できません。**その結果、組織に慢性の炎症が引き起こされ、さらにAGEの形成も促進されて老化が進行していきます。**つまり、**AGEの増加➡抗酸化機能の低下➡活性酸素の増加➡慢性炎症➡AGEの増加**という悪循環系が構築されてしまいます（図2―3）。

このように、あらゆる組織のタンパク質がAGE化によって傷めつけられ、徐々に機能が低下し、体の修復力や抗酸化力が落ちて脆弱になっていくと、ついには病気が引き起こされていきます。

このように、人間の老化には、AGEが深く関わっているのです。

AGEがたまっていると短命になる!?

あらゆる老年病のリスクを高めるAGE

さまざまな研究により、血液中や組織にたまったAGEのレベルが高い人ほど、糖尿病、心臓病、がんになりやすく、認知機能や腎機能の低下が顕著で寿命が短いことが分かってきました。

また、ＡＧＥがたまってしまった人は、握力が弱く、歩くスピードが遅く、骨が折れやすいことも報告されています。ＡＧＥはさまざまな老年病のリスクを高め、健康寿命と実寿命を縮めることが明らかにされてきています。

さらに、糖尿病や心臓病のない一般住民7万人以上を対象にした最近の研究により、ＡＧＥがたまっているグループは、将来、糖尿病や心臓病にまっていることが明らかにされました。特に36歳以上の3倍かかりやすく、死亡のリスクが5倍に跳ね上がることが明らかにされました。特に36歳以上の人では、ＡＧＥが最も強い死亡の予知因子になるようです。

図2-3　老化が進行するメカニズム

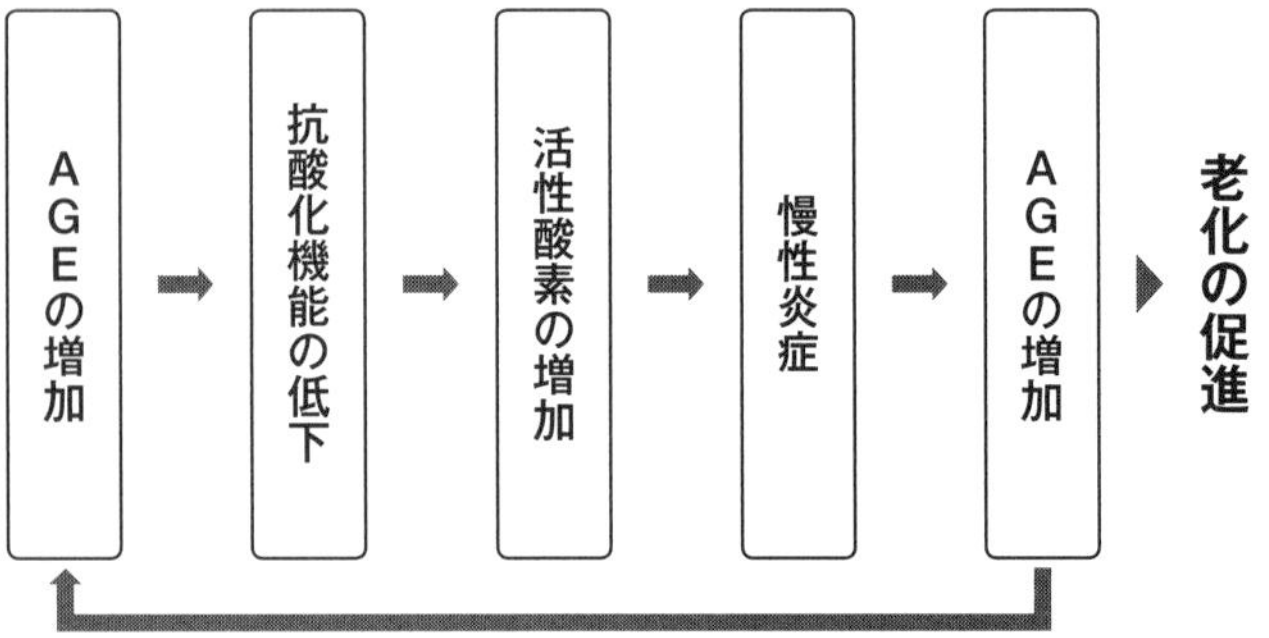

健康長寿の羅針盤③ 自分のAGE値を知るには

一部のAGEは、特異的な蛍光を発生します。もちろん、その蛍光を目で見ることはできませんが、ある波長のごく弱い光を皮膚に照射するとAGEから蛍光を発生させることができるのです。この原理を利用して、近年、皮膚に蓄積したAGEを測定する医療機器「AGEリーダー」が開発されました（写真2－2）。方法は至極簡単で、小型のAGEリーダーに利き手を載せると、約15秒ほどでAGEを測定することができます。もちろん、皮膚にはAGE以外にも蛍光を発する物質が存在しています。また、AGEの中には蛍光を発しないタイプのものもあります。しかし、これまでの研究により、この機器で測定したAGE値と実際に皮膚に存在するAGE量とがきれいに相関することが示されています。

そして多くの研究により、AGEリーダーで推定されたAGE値が高い人ほど、さまざまな老年病にかかりやすく、寿命が短くなることが示されているのです。

機会があれば、一度、ご自分のＡＧＥ値を測定してみてはいかがでしょうか。インターネットに「ＡＧＥリーダー導入施設」とキーワードを入れれば、ＡＧＥを測定できる施設を調べることができます。

写真2-2　皮膚に蓄積したAGEを測定する医療機器

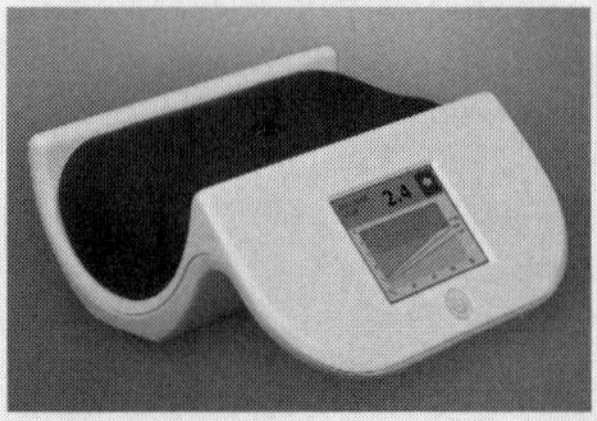

「AGEリーダーmu」（セリスタ株式会社）

▼糖尿病患者はＡＧＥがたまりやすい

糖尿病は、インスリンの分泌が悪いか、あるいは、その働きが弱いために慢性の高血糖が引き起こされる病気です。インスリンは、私たちがご飯を食べて血糖値が上がったときに膵臓から分泌されるホルモンで、ブドウ糖を細胞の中に取り込ませる働きがあります。

つまり、人はインスリンのおかげで、ブドウ糖をエネルギー源として利用できるわけです。

一方で、余分に摂取された糖は、使われずに脂肪としてため込まれますから、インスリンは肥満を増悪《ぞうあく》（症状をさらに悪化）させるホルモンでもあります。

糖尿病ではこのインスリンの作用が破綻します。そのため、行き場を失ったブドウ糖は、血液中にあふれ、高血糖状態となり、一部が尿に漏れ出てきます。実際、１００年ほど前まで、この病気は蜜尿病と呼ばれていました。糖尿病では慢性の高血糖が続くことから、当然、ＡＧＥがたまりやすくなるわけです。

糖尿病には、いろいろなタイプがあります。膵臓の病気のために手術して膵臓の一部を取ってしまったために起こる糖尿病。炎症を抑えるステロイドホルモン剤などの薬の副作用で出てくる糖尿病。子どものときに突然発症する1型糖尿病などです。

しかし、糖尿病のほとんどは、加齢と生活習慣のゆがみ、それに体質と遺伝が加わって中年以降に発症する2型の糖尿病です。全体の95％以上が、このタイプの糖尿病だといわれています。

つい最近発表された報告では、世界に糖尿病の患者さんは4億6３００万人おり、日本にも予備軍を含めるとおよそ２０００万人の患者さんがいるようです。おおよそ、成人の11人に1人が糖尿病という勘定になり、世界の医療費の約10％がこの病気に費やされ、年間４２０万人がこの病気が原因で亡くなっています。この数は世界で1年間にＡＩＤＳ

（エイズ）で亡くなる患者さんの6倍にあたります。

我が国では、70歳以上の男性の約3割、女性の約2割がなんらかの糖代謝異常を持つことが報告されていて、糖尿病は非常にありふれた病気になってしまいました。また、心筋梗塞で病院に運び込まれた人の6～7割は、糖尿病かその予備群であることも明らかにされています。

さらに、糖尿病は透析導入に至る原因疾患の第1位を占め、失明の主たる原因疾患でもあります。また、糖尿病の患者さんは、細菌やウイルスに感染しやすく、感染したときに病気が重症化しやすくなるため、糖尿病は新型コロナウイルス感染症においても、最も警戒を要する基礎疾患のひとつとして位置付けられています。

▼糖尿病になると老年病のリスクが上昇

ＡＧＥが本当に老化に関わるなら、このＡＧＥがたまりやすいと考えられる糖尿病で、健康寿命や実寿命が損なわれてしまうのでしょうか。

残念ながら、答えはイエスのようです。実際、**我が国の男性の現在の平均寿命は81歳ですが、糖尿病があると71歳に（２００１～２０１０年）。女性の場合も平均寿命87歳が、糖**

尿病患者では75歳くらいになることが報告されています（図2－4）。

また、82万人を対象にした大規模疫学研究でも、糖尿病があると健康寿命が損なわれ、寿命が短くなることが示されています。

心筋梗塞、脳梗塞などの心臓・血管系の病気で2・3倍、がんで1・3倍死亡率が高くなります。また、先ほど述べた通り、感染症にもかかりやすくなり、肺炎などによる死亡のリスクも高まります。さらに、糖尿病患者では、認知症、骨粗しょう症、不整脈のリスクも高く、脂肪肝が進行して肝硬変や肝臓がんになりすいことも知られています。

さらに詳しく検討を行ったところ、血糖コントロールが悪く、それが長期間続いた糖尿病患者ほど、これら老年病の発症リスクが高くなることも分かってきました。

実際、血糖値が正常値より18mg／dl上がるごとに心臓病で死亡する確率が6％、がんで死亡する確率が5％ずつ上昇してしまうようです。

ＡＧＥの形成、蓄積は、**高血糖の程度×持続期間**で示されます。これらの事実は、糖尿病でいろいろな余病が出てしまい、健康寿命や実寿命が損なわれてしまう現象にＡＧＥが関わっていることを強く示唆しています。どうやら、糖尿病を恐ろしい生活習慣病たらしめているのは、ＡＧＥだったようです。

▼ＡＧＥの蓄積を減らせば、老化を防げる！

ＡＧＥの蓄積が、老化・寿命の決定因子になることを示唆する別のエビデンスもあります。それは「高血糖は記憶される」ことを証明した大規模臨床研究の結果です。

この研究では、糖尿病患者をＡとＢの2グループに無作為に分け、Ａグループは厳しい管理で血糖値が上がらないようにコントロールします（厳格血糖管理群）。Ｂグループは、適度な治療をしつつ、あまり厳しい血糖管理はしないようにしました（標準血糖管理群）。

当然、治療期間中、Ａの厳格血糖管理群の人たちのＡＧＥの蓄積は抑えられ、Ｂの標準血糖管理群の人たちのＡＧＥは蓄積されていきました。

こうして6・5年間にわたり経過観察を続けたところ、Ｂの標準血糖管理群に比べてＡの厳格血糖管理群では、小さな血管の合併症、つまり網膜症や腎症の進行が抑えられることが明らかになりました。しかし、両グループ間で心筋梗塞の発症率や死亡率に統計学的に有意な差は見られませんでした。この事実は、6・5年というタイムスパンで考える限り、きちんとした血糖管理は一部の小さな血管の合併症には効果を発揮するものの、命に関わるような心臓病の発症や死亡率にはあまり効果がないことを示唆しています。

しかし、ここから非常に興味深い展開を見せます。同研究では、その後、血糖管理の仕方を統一して両群の経過を長期にわたって観察したのです。

すると、両群の血糖値は同等レベルにコントロールされるようになりました。そして、その状態が20年以上続いたにもかかわらず、Ａのグループの人たちに比べ、Ｂのグループ人たちの心筋梗塞の発症リスクや死亡率がジワジワ上昇。じつに１・５倍になったのです。

これはいったい、どういうことでしょう。

Ｂ群では血糖管理に取り組み、それに伴ってヘモグロビンＡ１ｃ（ＨｂＡ１ｃ：検診などで使われる血糖コントロールのマーカー、糖化ヘモグロビンとも呼ばれ、

図2-4　糖尿病患者の死亡時年齢と平均寿命の比較

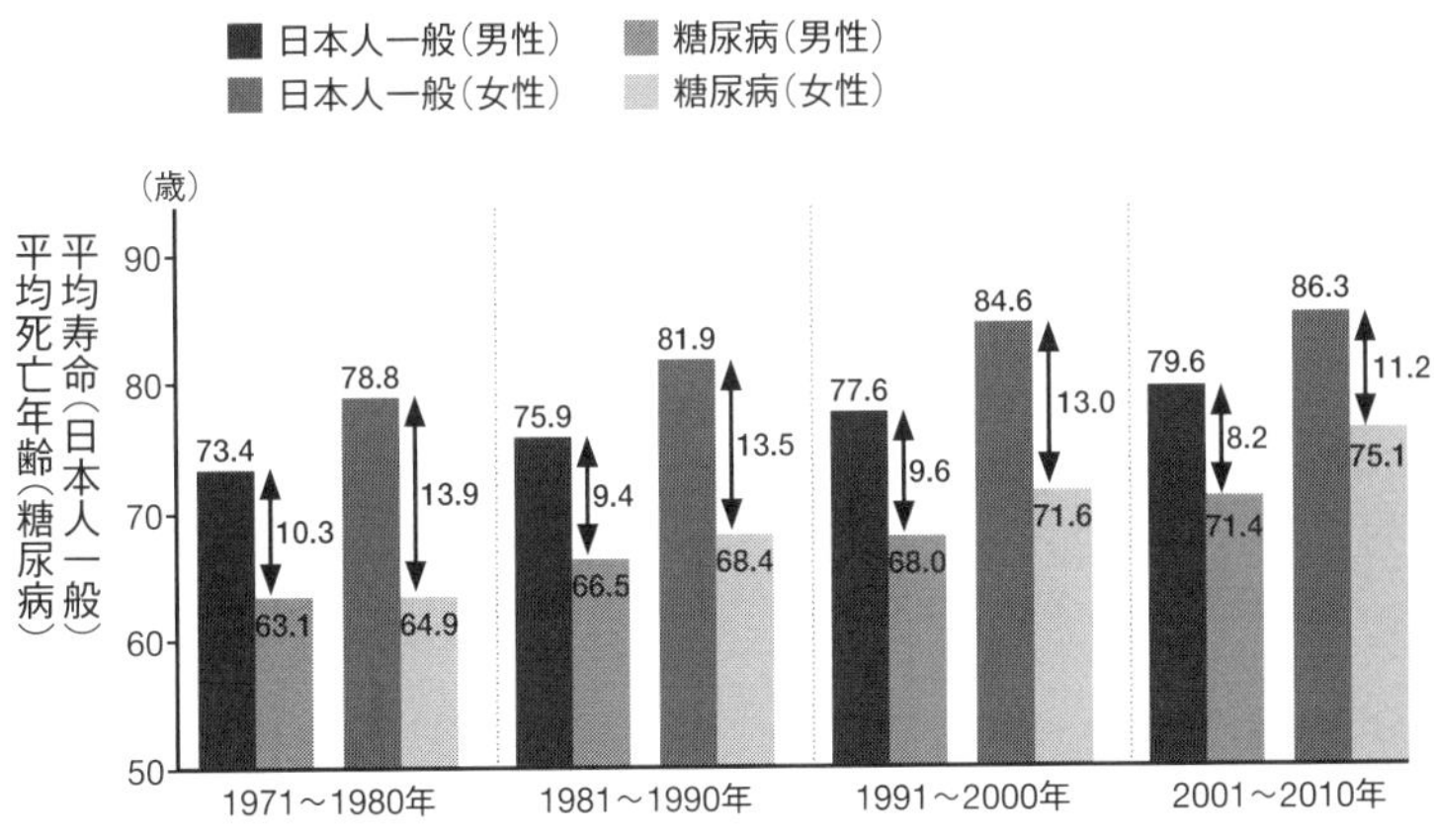

日本糖尿病学会「糖尿病の死因に関する委員会」報告より作図

ＡＧＥになる一歩手前の物質）の値も改善されていったにもかかわらず、逆に死亡率が高くなりだすのはおかしいではないか、という話になりました。たしかにおかしな話です。

じつは、この現象にＡＧＥが関わっていたのです。**高血糖状態はＡＧＥの形成と蓄積を促します。**そして**一度蓄積されたＡＧＥは、その後、仮に血糖値が下がっても、長期にわたって組織にとどまり続けます。**なにせ一度できたＡＧＥは元には戻りませんし、簡単には私たちの体から排出もされないからです。

高血糖にさらされた過去がツケとして残り、将来の死亡リスクを規定してしまう。この「高血糖の呪い（記憶）」ともいうべき現象は、ＡＧＥが心臓病や寿命に深く関わっていることを示唆しています。

つまり、高血糖の存在だけでは、臓器合併症の進展や死亡のリスクを十分には説明できず、高血糖が長期に及んでＡＧＥとなって初めて老年病のリスクが高まっていくと考えられるわけです。

以上の事実をまとめると、

糖尿病になる⬇血糖コントロールが悪化し、それが長期間続く⬇ＡＧＥが蓄積する⬇

老年病にかかりやすくなる⬇寿命が縮む

という構図が考えられます。**AGEの蓄積を減らすことが、老化や老年病の予防につながる可能性があるわけです。**

AGE値に比例して高まる老年病のリスク

▼AGEが老年病を引き起こすメカニズム

AGEは、タンパク質を変性させ、機能を劣化させるだけではありません。みずから細胞に攻撃をしかけます。全ての細胞の表面には、**AGEと結合する鍵穴（受容体、あるいはレセプターと呼ばれる）が存在し、RAGE（レイジ：receptor for AGE）と呼ばれています。**

AGEがその鍵穴である**RAGEと結び付くと細胞に炎症反応が引き起こされ、活性酸素が産生**されます。そしてあろうことか、この**活性酸素により、局所でさらにAGEがつくられ、同時に鍵穴RAGEの数も増えて悪循環系が形づくられます。**酸化は糖化と並んで老化のトリガーだと前に書きましたが、AGEによって、その酸化反応も促進されるのです（図2－5）。

以上を整理すると、

> AGEがRAGEに結合すると、炎症が引き起こされ、細胞や周辺組織にダメージが及ぶ。また、活性酸素が誘導されることでAGE－RAGEシステムがさらに活性化し、老年病のリスクが上がる

ということになるわけです。つまり、一度つくられるとなかなか代謝されず、長期にわたって組織にとどまり続けるAGEと、

図2-5　AGEが引き起こす細胞の慢性炎症と
AGE-RAGE系の持続的活性化システム

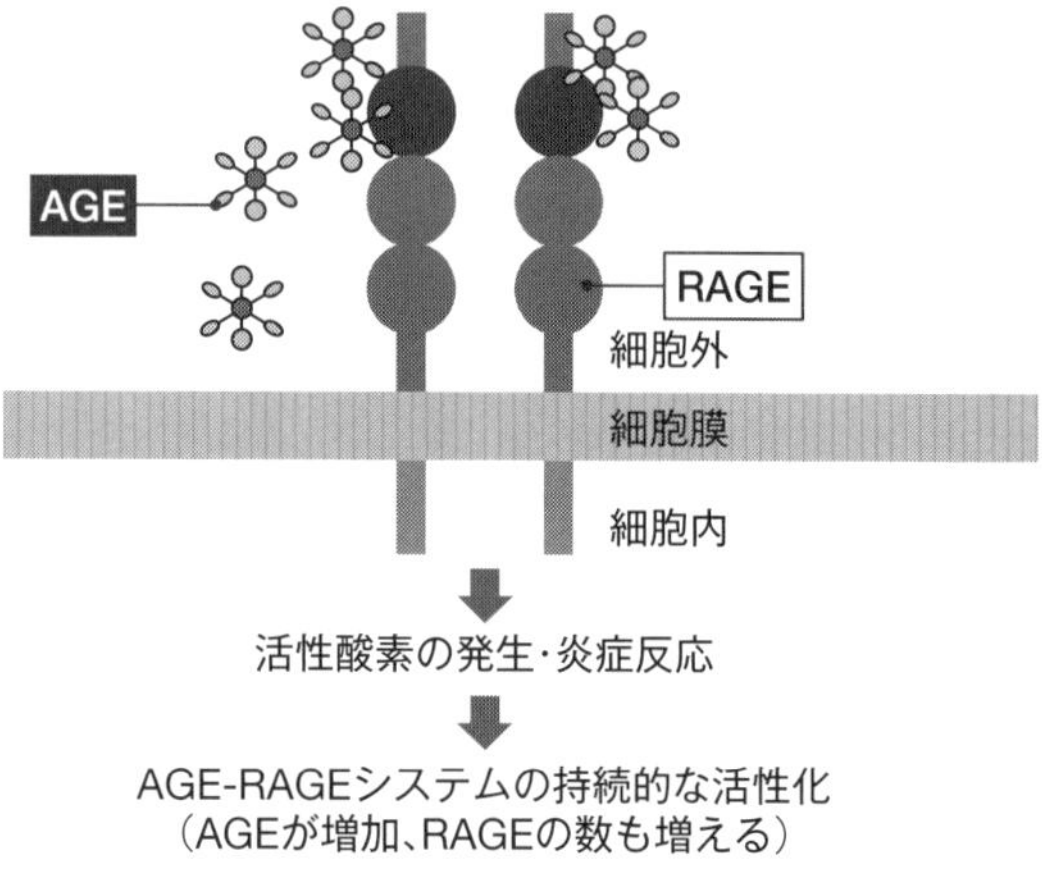

ＡＧＥ－ＲＡＧＥシステムの持続的な活性化が「高血糖の呪い」を形づくっているのです。

では、ＡＧＥ－ＲＡＧＥシステムの各種老年病への関わりについて具体的に見ていきましょう。

▼ＡＧＥが関わる主な老年病

心筋梗塞・脳梗塞

ＡＧＥ－ＲＡＧＥシステムは、活性酸素を産生し、ＬＤＬコレステロール（悪玉コレステロール）を変性させます。糖化、酸化変性を受けたＬＤＬコレステロールは、白血球のひとつであるマイクロファージに食べられ、その残骸がお粥のようにジュクジュクと血管壁の内側で盛り上がったものが「プラーク」といわれるものです。この「プラーク」は大変にもろく、崩れやすいシロモノです。「プラーク」が何かの拍子に膿が破れるように破裂すると、血管が破れたと勘違いした血小板があわててやってきてかさぶた（血栓）をつくります。結果、血流がせき止められて、心臓や脳への栄養は遮断され、心筋梗塞、脳梗塞となります。

糖尿病・肥満

すでに述べたように、ＡＧＥは糖尿病の原因にもなります。ＡＧＥ－ＲＡＧＥシステムの活性化によって産生された活性酸素は、膵臓におけるインスリン産生細胞を破壊するだけでなく、内臓肥満を増悪させてインスリンの作用を阻害します。したがって、糖尿病とＡＧＥとの間には、双方向性の関係があり、

●糖尿病⬇高血糖の持続⬇ＡＧＥ生成、蓄積
●ＡＧＥの蓄積⬇インスリン産生細胞の破壊／内臓脂肪の炎症・肥大⬇インスリンの分泌・作用不全⬇糖尿病の発症

の二つの経路が存在します。

高血圧

ＡＧＥは血圧にも悪影響を及ぼします。

動脈は、血液を流す硬いパイプのように思われるかもしれませんが、じつは、しなやか

で弾性を持っています。このしなやかさのおかげで、心臓から勢いよく押し出された血液が、動脈にぶつかるときの圧が軽減されます。つまり、上の血圧が高く上がり過ぎないようになっています。

また、心臓が拍動していないときには、動脈が膨らんだことで一時的に蓄えられた血液が、末梢の血管に届けられます。このため、心臓が拍動していないときでも、きっちりと末梢の組織まで血液が届けられるのです。このときに血管に発生する圧力が、検診のときにいわれる下のほうの血圧になります。

一般的にＡＧＥが血管のコラーゲンにたまってくると、この血管のしなやかさが失われ、いわゆる「ふいご」機能が低下します。そのため、血管は硬いパイプのようになり、上の血圧が上がり、下の血圧が下がるという現象が起きます。つまり、上の血圧だけが高くなるタイプの高血圧（例えば、１５４／７６㎜Ｈｇといった高血圧）になるのです。逆にいえば、このタイプの高血圧の方は、血管にＡＧＥがたまっているとも推測できます。

日本人のデータでは、若い頃から高血圧であった方でも、55〜60歳くらいを境に下の血圧が下がってきて、このタイプの高血圧に移行してくる危険性が高まってきますが、糖尿病の方では、この現象が前倒しして現れ、50〜55歳くらいで観察されます。一般的に糖尿病では、ＡＧＥの蓄積が亢進しているため、早くから血管の「ふいご」機能が低下し、このような現象が起こってくると考えられています。

骨粗しょう症・圧迫骨折

骨は、コラーゲンとミネラルでつくられています。鉄筋コンクリートの建物に例えると、コラーゲンが鉄筋で、カルシウムなどのミネラルがコンクリートです。**骨のコラーゲンがＡＧＥ化すると、鉄筋がもろくなり、建物がしなやかさを失うように、骨は折れやすくなります。**また背中や腰が曲がるのも、ＡＧＥによって骨がもろくなり、背骨や腰骨の重みで圧迫骨折（椎体《ついたい》骨折）が起こるからです。

年をとったから背中や腰が曲がるのではなく、長年かけてＡＧＥによって骨がもろくなったから背中や腰が曲がるということなのです。ちなみに、このタイプの骨折は、痛みを伴わないことも多く、予防することが難しいとされています。定期的な骨密度や骨粗しょう症の検査が必要です。

また、骨には骨をつくる細胞（骨芽細胞）と骨を壊す細胞（破骨細胞）があり、その均衡によって骨の新陳代謝が図られています。しかし、**AGE - RAGEシステムの活性化は、そのバランスを崩し、骨をスカスカにします。**骨をつくる骨芽細胞を死滅させる一方で、骨を壊す働きのある破骨細胞を活性化させるからです。

3000人以上を平均約9年間経過観察した研究では、糖尿病の有無に関係なく、血中AGEレベルが高いほど、大腿骨近位部または大腿骨頚部の骨折リスクが上がることが報告されています。

つまり、AGEが高ければ、その原因が糖尿病であれ、食事の乱れであれ、悪さをすることに変わりはないといえます。大腿骨の骨折は、寝たきりから認知症を増悪させたり、足腰を弱らせたりして、全身状態を悪化させる一因ともなります。

アルツハイマー型認知症

アルツハイマー型認知症は、ベータアミロイドというタンパク質が脳の組織に沈着して脳の神経細胞が破壊され、進行性の認知障害が引き起こされる病気です。

アルツハイマー型認知症の患者さんでは、ベータアミロイドのAGE化が3倍進んでいるという報告があります。**AGE化したベータアミロイドは、RAGEに結合しやすくな**

り、炎症反応を誘導したり、神経細胞死を引き起こしたりして認知症を進行させます。3000人以上を平均約9年間経過観察した研究では、尿中のＡＧＥ排泄量が高い人ほど（ＡＧＥを食事からたくさんとっていることを意味する）、9年後の認知機能の低下のスピードが速くなることが示されています。

うつ

いくつかの臨床研究により、ＡＧＥリーダーで計測される皮膚のＡＧＥ蓄積量が顕著な人ほど、うつ症状を持ち、うつ病のリスクが高まることが報告されています。

不妊・男性更年期障害

卵子の機能や質は、ＡＧＥ蓄積による老化の影響を極めて受けやすいことが知られています。ＡＧＥが高い人ほど、不妊や流産する傾向があり、生殖補助医療を行っても妊娠率が低いこと、妊娠中毒症（現在は妊娠高血圧症候群と呼ばれている）になりやすく、胎児の発育が悪いことが知られています。

また、ＡＧＥは男性更年期障害にも関わっているようです。ＡＧＥがたまると男性ホルモンのレベルが低下し、勃起障害のリスクも上昇していきます。

脂肪肝

過食や運動不足、アルコールの多飲は脂肪肝のリスクとなりますが、ＡＧＥが肝臓にたまると脂肪肝の部位に炎症が引き起こされ、慢性の肝障害が進むことが明らかにされています。全くアルコールを飲まない人でも、脂肪肝にＡＧＥがプラスアルファで作用することで肝硬変や肝臓がんにまで進行する危険性が高まります。

歯周病

歯周病は、細菌感染によって起こる歯周組織の炎症で、じつに日本人の80％以上の人に何らかの歯周病所見が見つかるともいわれています。糖尿病があると歯周病のリスクが高まる一方で、歯周病の存在は、慢性炎症やインスリン抵抗性などを引き起こし、血糖コントロールを悪化させます。さらに、血中のＡＧＥレベルが高い糖尿病患者ほど歯周病が重症化すること、一部の歯周病菌はＡＧＥの産生を促すことなどが報告されています。

がん

ＡＧＥが、がん細胞に存在するＲＡＧＥに結合すると、がんは勢いよく増殖しだします。また、自らに栄養を供給してくれる血管を呼び寄せます。結果、がんはどんどん大きくなり、血管の壁を食い破って血流に乗り、他の臓器へと転移していきます。

がんの泣き所は、あまりにも自身の増殖のスピードが速いために、栄養不足に陥りやすい点です。これを克服するため、がんはＡＧＥを利用して自身の中に栄養血管を呼び寄せるのです。

がんは大きくなってくると、まず、最初に中心部分が栄養不足になり、この部位の酸素濃度が下がります。外からの栄養血管ががんの中心部まで行き届かないためにこのようなことが起こります。一般的に、ＡＧＥは酸素濃度の低い部位でつくられるため、このような状況下ではがんの中心部でＡＧＥがつくられ、その結果、栄養血管が中心部まで呼び寄せられて、がんはどんどん大きくなれるというわけです。

実際、**ＡＧＥを食事から多くとっている人ほど、膵臓がんや乳がんの発症リスクが高いこと、血中ＡＧＥ値が高いと直腸がんや肝臓がんのリスクが上昇する可能性がある**ことなどが明らかにされています。

ちなみに、タバコとがんの関係は周知の事実ですが、喫煙者では、過去の喫煙歴（喫煙本数×年数）が記憶され、禁煙後も非喫煙者に比して長期間、肺がんなどのリスクが高いまま推移することが知られています。これは、糖尿病患者で認められる「高血糖の記憶」ととてもよく似た現象です。したがって、この「タバコの呪い」には、タバコから吸収、蓄積されたAGEが関わっている可能性があります。

感染症

これまでの多くの研究により、糖尿病があるとウイルスや細菌に感染しやすく、病気が重症化しやすいことが報告されています。これは、昨今の新型コロナウイルス感染症の場合にも一部当てはまります。実際、糖尿病で血糖コントロールの悪い方では、新型コロナウイルス感染症が重症化し、死亡のリスクが高まることが報告されています。

通常、私たちの体がウイルスに感染すると、免疫系が作動し、ウイルスに感染した細胞を除去したり、ウイルスに対して抗体をつくったりして病原体と闘うわけですが、**AGEは免疫細胞の機能を低下させたり、撹乱させたりして、ウイルス感染症の重症化に関わる**ことが示唆されています。

ウイルスに感染したり、がん化した細胞を死滅させて除去するナチュラルキラー細胞（NK細胞）の働きが、AGE化によって低下することも明らかにされています。

このようにAGEがたまると多岐にわたる老年病のリスクが高まり、健康寿命や実寿命が脅かされます。ご紹介しきれなかったものも含めると、次の図（図2－6）のようになります。

AGEリーダーなどを用いてAGEを定期的に測定し、健診センターなどで健康状態を経時的にチェックしていくことが、人生100年時代を迎えた今日では、大切になってきているのです。

図2-6　AGEの各種老年病への関与

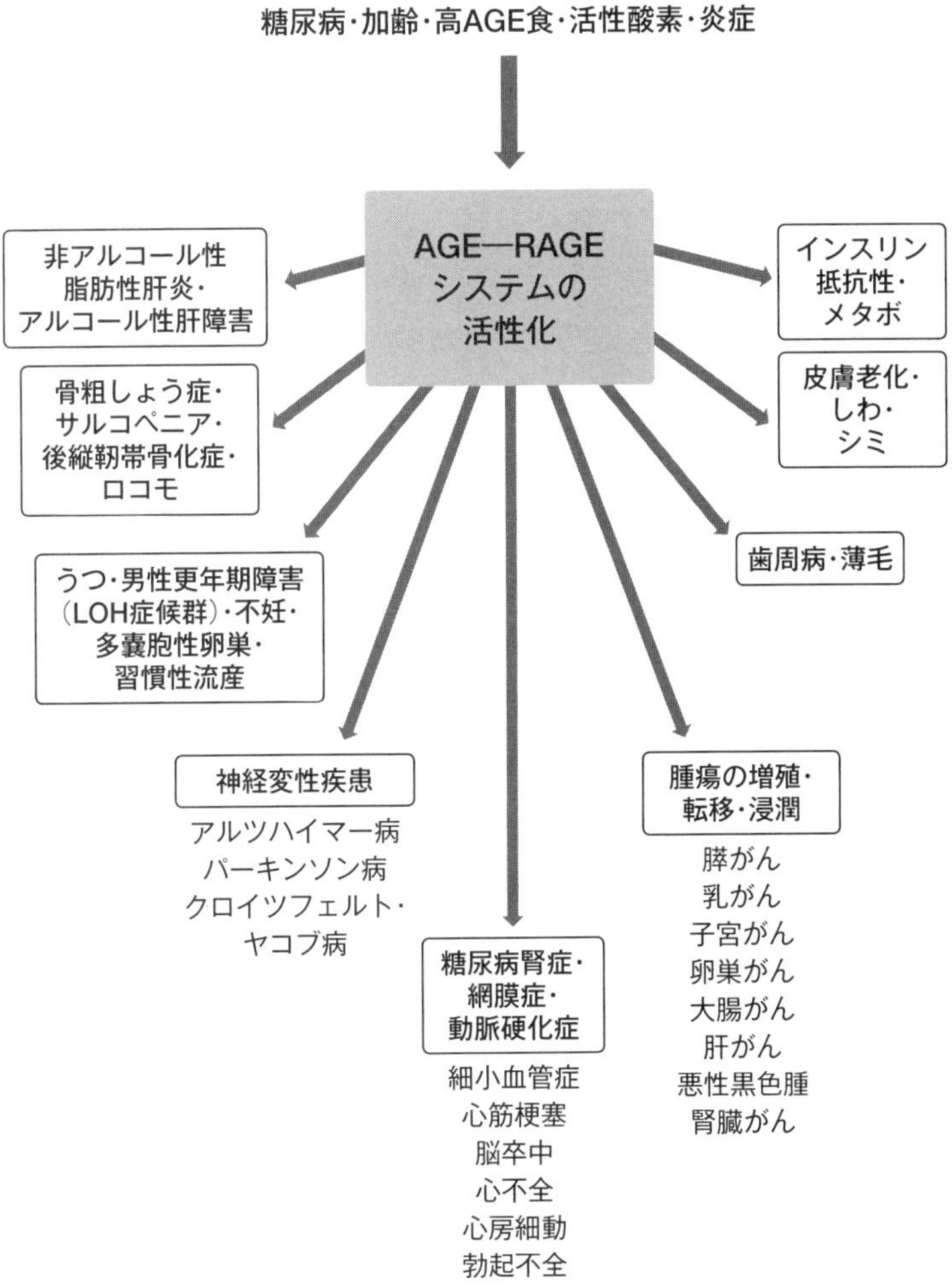
糖尿病・加齢・高AGE食・活性酸素・炎症
AGE—RAGE
システムの
活性化
非アルコール性
脂肪性肝炎・
アルコール性肝障害
インスリン
抵抗性・
メタボ
骨粗しょう症・
サルコペニア・
後縦靭帯骨化症・
ロコモ
皮膚老化・
しわ・
シミ
歯周病・薄毛
うつ・男性更年期障害
（LOH症候群）・不妊・
多嚢胞性卵巣・
習慣性流産
神経変性疾患
アルツハイマー病
パーキンソン病
クロイツフェルト・
ヤコブ病
糖尿病腎症・
網膜症・
動脈硬化症
細小血管症
心筋梗塞
脳卒中
心不全
心房細動
勃起不全
腫瘍の増殖・
転移・浸潤
膵がん
乳がん
子宮がん
卵巣がん
大腸がん
肝がん
悪性黒色腫
腎臓がん

RAGEはなぜ存在するのか

そもそも、悪いことばかりしているRAGEが、どうして進化の過程で淘汰されなかったのでしょうか。RAGEなどないほうが、病気が起こりにくく、寿命が延び、子孫を残せるとしたら、淘汰されていったはずです。

じつは、元来、RAGEはAGEをくっつけるための鍵穴として用意された受容体ではないのです。アンフォテリンというタンパク質と結合するのが本来のRAGEの役目です。

アンフォテリンは、母親のおなかの中で胎児が神経系のネットワークをつくっていくときに、神経細胞の道案内役になる重要な役割を担っています。RAGEは、アンフォテリンと結合して、神経系のネットワークづくりを促進させるのです。この働きのおかげで人類は高度な脳を発達させるに至りました。

ただし、RAGEが活躍するのはこのときだけ。産まれた後は、神経細胞は基本的には増殖しませんから、RAGEもお役ご免となります。無用の長物と化すだけならまだしも、受容体としての認識力が大ざっぱなために、AGEをはじめ、いろいろな物質と結び付いてしまうのです。認知症の原因物質と目されているベータアミロイドなども、そのひとつと見られています。

そして、いったん何かが結合すると、AGEをつくりだし、RAGEの数自身も増えてしまうという、まことに厄介なシロモノなのです。

私たちは、高度な脳と引き換えにRAGEを受け入れる羽目になったようです。さらに最近では、RAGEが脂肪の蓄積に関与し、飢餓を乗り越える上で優位に働いた可能性が指摘されています。実際、RAGEは哺乳類にしかありません。進化の系統樹では、鳥類より下等な動物にはRAGEはないのです。一般的に鳥類は、高血糖・高体温でAGEをつくりやすい動物ですが、AGEの影響をあまり受けずに長生きできるのはこのせいなのかもしれません。

第2章のまとめ

AGEのでき方には2種類ある

●AGEには、体の中でつくられる経路と、食品や喫煙など体外から取り込まれる経路とがある。

●食品中に含まれているAGEの7%が体内に取り込まれる。

AGEはさまざまな老年病のリスクを高める

●AGEは、タンパク質を劣化させる。例えば、コラーゲンがAGE化すると、シワやたるみのほかに、動脈硬化を引き起こし、骨をもろくする。

●抗酸化酵素がAGE化されると、機能が低下するため、体の中でできた活性酸素を十分に除去できなくなる。

●AGEは、くすぶり型の慢性炎症を引き起こし、それが動脈硬化症やがん、認知症など重大な病気の引き金になる。

第3章

老化の原因「AGE」を抑える食習慣のルール

ＡＧＥは食事の工夫で減らせる

おいしいものにはＡＧＥがいっぱい!?

ＡＧＥは調理や加工された食品に多く含まれます。肉や魚の焦げ目、ホットケーキやお好み焼きのきつね色……。これらはどれも「メイラード反応」といって、食品中の糖とタンパク質に熱が加えられることで糖化が進み、ＡＧＥを生じた結果です。

食材のＡＧＥは加熱調理によって増えます。生の食材のＡＧＥ量は微々たるものです。つまり、**人間は「火」を使うようになって初めて、大量のＡＧＥを食べ物から取り入れるようになった**のです。

火は人間にさまざまな恩恵をもたらしましたが、それと引き換えに、ＡＧＥを口にするというマイナスの側面をもたらしました。でも、私たちの祖先は、これまではじつにうまくＡＧＥと折り合いをつけてきました。幸い、ＡＧＥまみれの加工食品は世の中になかったですし、狩りで肉を手に入れることもそう簡単にはできなかったからです。

でも、現代は違います。私たちは、常にＡＧＥリッチな食品に囲まれています。皮肉なものので、私たちがおいしいと思う食べ物には、ＡＧＥが多く含まれている傾向があるようです。

焼き肉、焼き鳥、唐揚げ、ハンバーグ、天ぷら……。お餅やトウモロコシだって、焼いたほうがおいしい。私たちの周りには、焼いたり揚げたりするとおいしくなる食品ばかりです。それに、簡単に食べられる調理済みの加工食品もたくさんあります。忙しさにかまけて、ＡＧＥを口にする機会が格段に増えた結果、私たちの健康は危機に瀕しているのです。

高ＡＧＥ食品を避ける食習慣を身に付ける

ＡＧＥは体内でつくられるだけでなく、食べ物の中にも含まれていて、食品由来のＡＧＥの7％が体内に蓄積されます。 繰り返しになりますが、その量は、体全体にたまっているＡＧＥのおよそ3分の1に及びます。

そして、前章で述べたように、糖尿病の有無に関係なく、ＡＧＥがたまっている人は、いろいろな老年病にかかりやすく、寿命が短くなることが知られています。

さらに、1万人以上の日本人を対象にした我々の研究で、**生活習慣のゆがんでいる人ほ**

ど（喫煙、運動不足、精神的ストレス、睡眠不足、朝食抜き、甘いもの・加工品・揚げ物を多くとるなど）、ＡＧＥリーダーで測定したＡＧＥ値が高くなることが明らかにされています。

つまり、食生活習慣の違いによって、体の中に蓄積されるＡＧＥ量に差異が生まれ、老化のスピードに遅速が生じてしまうのです。

また、最近になって、魚介類、鶏肉などの食材の種類を問わず**揚げ物をよく食べる人や高度に加工された食品（インスタント食品、スナック菓子、ミートボールなどの加工肉、甘味飲料、調理済み食品など）を多くとる人のほうが寿命が短い**ことが、大規模な調査で明らかにされました。揚げ物や超加工食品をとることに伴うＡＧＥ摂取量の増加が、これらの研究結果に関与している可能性も考えられます。

以上の事実は、生活習慣を是正し、ＡＧＥを多く含む食品をできるだけとらないようにすることの大切さを示唆しています。

ここからは、ちょっとした工夫でＡＧＥを抑えていく方法をお伝えしていきます。

ルール1「正しい食べ方」でAGEを抑える

早食い、大食いをしない

大食いは、カロリーとAGEの摂取過多を生み、肥満を招くことからよくないことは明らかです。

また、早食いもよくありません。**早食いをすると、糖が腸から急速に吸収されるため、血糖値が急上昇します。これは食後の血糖スパイクと呼ばれ、動脈硬化を進行させる大きなリスクになります。**さらに、食後の血糖スパイクが繰り返されると、当然、AGE化も促進されます。

そのため、食事はゆっくり時間をかけて、よくかんでとるべきです。食後の血糖スパイクを抑えると、3カ月くらいで血中のAGE値が3割ほど低下することが報告されています。

早食いが癖になっている方は、対策として箸置きを活用するようにしてください。食事はできれば家族と一緒に、ときどき箸を置き、会話を楽しみながらとるようにしましょう。

こうすることで、食べた物の味や風味をじっくり味わえ、食べ過ぎの予防にもなり、一石二鳥です。外でお友達と食事をするときも、食べるのが一番遅い人のペースに合わせて、ゆっくりと食べるように心掛けるとよいでしょう。

▼GI値・GL値の高い食品を避ける

食後の血糖スパイクとの関連で知っておきたいのが、食材の「GI値（グリセミック指数 glycemic index)」（表3－1）です。**GI値は、食品ごとの血糖値の上がりやすさを示す指数です。**炭水化物を50g含む食品を摂取した際の食後2時間までの血糖値の上昇を、ブドウ糖あるいは白飯のそれと比較して、相対値で表したものです。

また、食品の標準摂取量あたりに含まれる炭水化物の量をGI値に掛け合わせて求められる数値が、GL（グリセミック負荷 glycemic load）値です。こちらは、実際にある食品を一食分とったときにどのくらい血糖値が上がるかを示した指数です。**いずれの指標も、数値が高くなるほど食後の血糖スパイクを起こしやすい食材**だといえます。

これまでの研究で、GI値あるいはGL値が高い食品をとっている人のほうが糖尿病や心臓病にかかりやすいこと、女性で特にその傾向が強いことが報告されています。つい最近の14万人程度からなる調査でも、高GI、高GL食品の過剰な摂取が、心臓病死のリスクと関連することが明らかにされています。

うどんよりそば、炊きたてのご飯より冷や飯、パスタはアルデンテのほうがおすすめです。というのは、冷や飯やアルデンテのパスタは消化、吸収するのに時間がかかり、摂取したときに食後の血糖値の上昇が起こりにくいからです。

▼朝しっかり食べる。夜8時以降は食べない

人間には、もともと朝型と夜型があり、それはいくつかの遺伝子のオン・オフの組み合わせによって決められているようです。

夜勤などを伴うシフトワークが、日本に限らず世界共通の社会問題となり、健康上の脅威になってきていますが、そこから導き出されるひとつの結論は、「生活時間帯のゆがみがさまざまな病気のリスクに直結する」という事実です。

食事は、日中の活動期にきちんと食べ、夜8時以降は食べない。これが私たちの先祖がつくり上げた体内時計に基づく、自然で健康的な食パターンです。

朝は、夜に比べて食事によって摂取したカロリーが12～16％余分に熱に変わりやすいこ

果物	GI値
いちごジャム	85
パイナップル	65
黄桃缶詰	63
レーズン	57
バナナ	55
りんご	36
いちご	29

乳製品、卵	GI値
アイスクリーム	65
生クリーム	39
クリームチーズ	33
バター	30
卵	30
牛乳	25
プレーンヨーグルト	25

豆類・海藻類	GI値
こしあん	80
厚揚げ	46
グリンピース	45
豆腐	42
納豆	33
大豆	30
アーモンド	25
ひじき	19

砂糖・菓子類・飲料	GI値
上白糖	99
チョコレート	91
大福もち	88
ドーナツ	86
フライドポテト	85
ショートケーキ	82
はちみつ	75
プリン	52
100%果汁オレンジ	42
カフェオレ	39

出典：『老けたくなければファーストフードを食べるな』（PHP研究所）より、一部修正

表3-1　おもな食品のGI値

穀物・パン・麺類	GI値
食パン	95
もち	85
うどん	85
胚芽精米	70
パスタ	65
中華麺	65
玄米	56
そば	54
全粒粉パン	50

肉類・魚介類	GI値
ちくわ	55
ツナ缶	50
ベーコン	49
ハム	46
豚肉	46
ソーセージ	46
牛肉	45
鶏肉	45
うなぎかば焼き	43
あさり	40
マグロ	40
エビ	40
たらこ	40

野菜類	GI値
にんじん	80
かぼちゃ	65
たまねぎ	30
トマト	30
キャベツ	26
だいこん	26
ブロッコリー	25
レタス	23
小松菜	23
もやし	22

いも類・きのこ類	GI値
じゃがいも	90
トウモロコシ	75
さつまいも	55
レンコン	38
えのき	29
しいたけ	28
しめじ	27
こんにゃく	24

とが知られています。一方、夜遅くなってからとる食事は、カロリーを脂肪としてため込みやすくなります。実際、朝食を抜き、夜遅くに食べる人は、肥満や糖尿病、心血管病のリスクが高くなることが報告されています。したがって、食事をする時間帯にもぜひ、気を配りたいものです。

また、最近になり、ある程度、空腹の時間を確保するほうが健康のためにいいのではないかという考え方も生まれてきています。**空腹状態のとき、人は体の中にたまったゴミ、具体的にはＡＧＥや活性酸素などにより品質が劣化したタンパク質などを分解し、再利用します。つまり、リサイクル機能（オートファジーと呼ばれます）が向上し、次の食事に伴って細胞の再生能力も高まるのです。**１日のうち食事をとる時間帯を制限する「時間制限ダイエット」、週に2日だけダイエットする「5：2ダイエット」、月に5日間だけダイエットする「空腹模倣ダイエット」など、空腹な時間帯をある程度確保することで体重が減り、慢性炎症が抑えられることが臨床研究で示されています。

高濃度、大量では有害に作用する物質が、低濃度、少量では逆に有益な働きを示す現象を「ホルミシス効果」と呼びます。適度な飢餓状態などの軽微なストレスが、健康にプラスに作用するのも「ホルミシス効果」のひとつだと考えられています。

孤食はできるだけ避ける

ＡＧＥをため込まないようにするためには、調理法や食材だけでなく、食べ方や食べる順番にも気を配りたいものです。

この点で私が非常に危惧しているのが「孤食（たった独りで食事をとる）」の問題です。２０１７年度『食育白書』では、孤食が週の半分を超える人の数は約15％とされ、２０１１年に行われた調査から５％増加しています。

特に高齢女性においてはその傾向が顕著で、昨今では70代女性の４人に１人が孤食状態にあるといわれています。

独りでつくり、独りで寂しく食べる。こうした食事スタイルが毎日続くことによる身体的、精神的な悪影響ははかり知れないものがあります。

自分以外の誰かのために食事を用意するということもないため、ジャンクフードやコンビニ弁当ばかりとなり、栄養バランスが偏りがちになります。また、社会的活動度も低下し、食事量の減退から栄養失調を招きます。

実際、２０１２年に国立長寿医療センターが在宅療養中の約１０００人を対象に行った調査では、孤食をしている人の36％が低栄養、34％が低栄養の恐れがあるという結果が出ています。低栄養は、慢性炎症を引き起こし、ＡＧＥ化を促進させます。その結果、さらに足腰が弱り、活動力が低下して、フレイル（加齢とともに心身ともに衰えた状態）に陥ります。そして、多くの方は、フレイルを経て要介護状態へと進行します。

その一方で食生活習慣に適切に介入し、社会的なサポートを充実させれば、フレイルから健常に近い状態に戻すことも可能なのです。つまり、**孤食対策は、同時にＡＧＥ対策ともなり、フレイルの予防にもつながる**わけです。

私は、孤食は高齢化社会における時限爆弾のようなものだと考えています。普段は何でもないように見えても、放置していれば、いずれいつかは爆発して健康を害する。

小さな集会場や公民館などを利用して、お年寄りが一品ずつおかずを持ち寄って、一緒に食事できるような場を設けられないものかと、私も行政側にも幾度となく提案してきましたが、移動手段やコストの問題もあってなかなかうまく事が運びません。

個人でできることには、限りがあるかもしれません。しかし、温暖化などの環境問題と同じように、一人ひとりが孤食問題について考え、知恵を出し合っていくことが大切なように思います。

食べる順番は「先に野菜、最後に糖質」

食べる順番も、ＡＧＥ対策を考える上で重要です。

ＡＧＥをため込まないためには、高血糖状態を長く続かせないこと。そのためには「ベジファースト（ベジタブルファースト）」が効果的で、野菜など、食物繊維が多いものを先に食べ、糖質はできるだけ最後にいただきます。

こうすることで、糖の消化と吸収が緩やかになり、血糖値の急上昇も抑えられることが分かっています。

また、食後に急激な血糖値の上昇を繰り返していると、血管が傷つけられ、脳梗塞や心筋梗塞などのリスクが高まることも知られています。ベジファースト、さっそく始めてみたいですね。

お酒はほどほどに

お酒の種類によってＡＧＥのたまり具合に違いがあるのかどうか、よく質問を受けます。答えをずばりいえば、あまり違いはないようです。

一見、ＡＧＥの観点からは、糖分を含んだ日本酒やワインなどの醸造酒より、糖分を含まない焼酎などの蒸留酒のほうがいいように思えます。しかし、酒の中に含まれる糖分量の違いが、ＡＧＥのたまり具合に与える影響はごくわずかなものです。じつは、別に重要な因子があるのです。それは、量です。

お酒は、体の中でアルコール脱水素酵素などの働きによりアセトアルデヒドに代謝されます。そしてアセトアルデヒドは、アルデヒド脱水素酵素２によって無毒化され、酢酸に変わっていきます。

ご存じの通り、アセトアルデヒドは悪酔いの原因物質のひとつです。そして、じつはこの**アセトアルデヒドからＡＧＥがつくられるのです。**したがって、次の日に残るくらい、しこたま飲んでしまえば後の祭り。ＡＧＥは形成されてしまっています。

さらに、アセトアルデヒドから形成されたＡＧＥが、肝障害やアルコール依存症患者の中枢神経障害に関わることも示されています。飲み過ぎ、それもどか飲みには、注意が必要です。

また、日本人の疫学調査の結果から、アセトアルデヒド脱水素酵素２の活性の低い人（お酒に弱い人、飲めない人）は、糖尿病になったとき、血管合併症が進みやすいことも見いだされています。どうやら、お酒に弱い人は飲酒の有無に関係なく、体の中でアセトアルデヒドがたまりやすいようで、ＡＧＥの形成が促進され、合併症が起こってくるのかもしれません。

健康寿命を延ばすには、カロリー制限よりＡＧＥ制限が重要か？

ダイエットを考えるとき、真っ先に頭に浮かぶのがカロリー制限でしょう。昔から健康には腹八分目という〝節食〟が大切とされてきました。

そして、この場合、節食とは一般的にカロリーを減らすことだと考えられています。その草分けともいうべき研究は、１９３５年、米国コーネル大学のクレイブ・マッケイが行ったネズミの実験です。彼はこの年、「餌の量を減らしたネズミの寿命が延びる」ことを明らかにします。そして、それ以降、ネズミなど多くの実験動物でカロリー制限することで寿命が延びることが示されてきました。

しかし、その一方で、**カロリー制限を行っても同時にＡＧＥ制限を行わない限り、ネズミの寿命が延びない**こと、また、カロリー制限をしなくともＡＧＥ制限をしただけで、ネズミの寿命が延びることも明らかにされています。

さらに近年行われたアカゲザルを使った研究では、カロリー制限を行ったとき、寿命の延長効果が最も顕著に認められるのは、普段から質の悪い餌を無節操にとっているグループであることが示されました。一方で、**普段から質のよい餌を適量与えられているグループでは、カロリー制限による老化予防効果はほとんど認められませんでした。**

この食事の質を決めていたのは、砂糖、食物繊維、ビタミン、ミネラルの含有量や脂の種類などだったようで、これらの摂取量の違いがＡＧＥの蓄積に大きな影響を及ぼしたのかもしれません。

以上、一連の研究結果から見えてくるのは、**健康寿命を延ばすには食事の量とともに質にも配慮すべきであること、そして食事の質を考えるときには栄養のバランスだけでなく、ＡＧＥにも留意する**必要がありそうだということです。

さらに、これまでに人を対象に行われたＡＧＥ制限食のデータをまとめると、ＡＧＥ制限食により、血中の炎症・酸化ストレス・血管障害のマーカーや悪玉のＬＤＬ－コレステロール、ＡＧＥ値が低下し、インスリンの働きをよくする「アディポネクチン」と呼ばれるサイトカインや、長寿遺伝子が増えることが明らかにされています。以前に行われたカロリー制限食の研究でも長寿遺伝子が増えることが示されていますので、ここでもカロリー制限食の効果の一部にＡＧＥ制限が関与していることが推定されます。

健康長寿の羅針盤⑤　**食品に含まれるＡＧＥ量**

食材や調理法から、食品中に含まれるＡＧＥ量を推定することができます（表3－2、『数字でわかる老けない食事　ＡＧＥデータブック』万来舎刊より）。

まず、第一段階として、1日の総ＡＧＥ摂取量を1万5000キロ単位以下、できれば1万キロ単位以下になるよう、食生活を変えていってみてください。

目指すは「ＡＧＥレス食品でAGEless life（エイジレスライフ）を」です。

分類	食品名	分量（g）	AGE含有値	エネルギー（kcal）	糖質量（g）
野菜類	セロリ	150	24	23	3.2
	アスパラガス	60	53	13	1.3
	ごぼう	100	60	65	9.7
	オクラ	100	73	30	1.6
	豆苗	100	133	27	0.7
	きゅうり	100	35	14	1.9
	たまねぎ	100	35	37	7.2
	トマト	100	25	19	3.7
	春菊	100	82	22	0.7
	ほうれん草	100	82	20	0.3
	にんじん	100	28	39	6.5
	かいわれ大根	80	66	17	1.1
	キャベツ	200	95	46	6.8
	もやし	100	63	15	1.3
	なす	100	38	22	2.9
果実類	アボカド	175	1608	372	1.6
	みかん	80	28	36	8.9
	オレンジ	150	72	59	13.5
	グレープフルーツ	100	43	38	9
	かき	180	47	108	25.7
	すいか	240	73	89	22.1
	なし	130	23	56	13.5
	ぶどう	120	26	71	18.2
	バナナ	90	51	77	19.3
	干しぶどう	10	13	30	7.7
	いちご	120	52	41	8.5
	リンゴ	100	22	61	14.3
	もも	100	30	40	8.9
	マンゴー	130	39	83	20.3

表3-2　おもな食品のAGE含有値

分類	食品名	分量（g）	AGE含有値	エネルギー（kcal）	糖質量（g）
穀類	食パン	6枚切・60	49	158	26.6
	フランスパン（バケット）	30	19	84	16.4
	精白米	75	14	269	57.8
	玄米	75	19	265	53.5
	中華麺（ゆで）	200	66	298	55.8
	うどん（ゆで）	200	36	210	41.6
	スパゲッティ（ゆで）	100	84	379	71.2
	そば（ゆで）	80	78	275	50.4
	そうめん・ひやむぎ	50	32	178	35.1
いも類	じゃがいも	100	17	76	16.3
	さといも	140	23	81	15.1
	さつまいも	100	14	140	30.3
	こんにゃく	200	2	10	0.2
種実類	ごま（いり）	5	316	30	0.3
	アーモンド（味付）	15	1855	91	1.6
	カシューナッツ（味付）	15	1718	86	3
	くるみ（いり）	15	1063	101	0.6
	バターピーナッツ	15	979	89	1.7
豆類	おから	50	154	56	1.2
	納豆	40	773	80	2.2
	豆乳	100	409	46	2.9
	大豆	20	339	84	2.3
	小豆	20	143	68	8.2
	木綿豆腐	400	3152	288	4.8
	米みそ	10	10	22	3.2
	濃口しょうゆ	10	6	7	1

分類	食品名	分量（g）	AGE含有値	エネルギー（kcal）	糖質量（g）
魚介類	ぶり	160	1247	411	0.5
	マグロ・赤身	160	889	200	0.2
	うに	35	145	42	1.2
	かまぼこ	200	1186	190	19.4
	焼きちくわ	90	587	109	12.2
	さつま揚げ	130	968	181	18.1
	魚肉ソーセージ	70	602	113	8.8
卵類・乳類	鶏卵	50	59	76	0.2
	ゆでたまご	50	136	76	0.2
	卵黄	20	52	77	0
	牛乳	100	5	67	4.8
	クリームチーズ	20	769	69	0.5
	プロセスチーズ	20	909	68	0.3
	カッテージチーズ	20	332	21	0.4
	ヨーグルト（無糖）	60	3	37	2.9
	クリーム（乳脂肪）	100	35	433	3.1
油脂類・菓子類	オリーブ油	10	902	92	0
	有塩バター	10	1472	75	0
	大福	60	64	141	30.2
	どら焼き	80	449	227	44.5
	あられ	35	184	133	29
	黒かりんとう	30	355	132	22.5
	あんパン	95	254	266	45.1
	メロンパン	90	337	329	52.4
	カステラ	50	109	160	31.3
	クリームパン	80	344	244	32.2
	キャラメル	10	97	43	7.8
	ミルクチョコレート	10	83	56	5.2
	ポテトチップス	20	450	111	10.1

表3-2　おもな食品のAGE含有値

分類	食品名	分量（g）	AGE含有値	エネルギー（kcal）	糖質量（g）
きのこ・海藻類	えのきだけ	100	117	22	3.7
	きくらげ（乾）	10	40	17	1.4
	エリンギ	100	129	19	2.6
	しいたけ	100	133	19	1.5
	しいたけ（乾）	15	139	27	3.4
	まいたけ	100	101	15	0.9
	わかめ（生）	20	13	3	0.4
	もずく	50	5	2	0
	焼きのり	3	299	6	0.2
	こんぶ（干）	7cm角・5	15	7	1.7
	干しひじき	10	39	15	0.7
肉類	ソーセージ・ウインナー	60	1863	193	1.8
	ハム	20	453	39	0.3
	ベーコン	30	4039	122	0.1
	生ハム	20	604	49	0.1
	鶏手羽（皮つき）	2個・120	1247	252	0
	鶏ささ身	60	462	63	0
	鶏むね（皮なし）	100	816	116	0.1
	豚肩ロース	100	1094	226	0.1
	豚バラ	100	1612	395	0.1
	豚肩ロース	100	1350	308	0.2
魚介類	あじ	正味68	329	86	1
	あじ（開き干し）	正味52	301	87	0.1
	かれい	正味100	418	95	0.1
	さけ	80	422	106	0.1
	イクラ	30	289	82	0.1
	エビ	正味90	336	74	0.3

ルール2　「効果的な食材」でAGEを抑える

「ホールフード（丸ごと食べる）」を心掛ける

ある食材の効果は、決して一つの成分だけで語ることはできません。例えば、レモンの作用が全てビタミンCで語られるわけでもないし、トマトの効果が全てリコピンで説明できるわけではないのです。

実際、一つの食材の中には、食物繊維、ポリフェノール、ビタミン、ミネラルなど、実にさまざまな機能性の成分が含まれています。一方、加工食品では、これら重要な成分の多くが失われてしまっています。したがって、あくまで食材はホールフードで皮ごと、丸ごと食べるようにしたいものです。

私たち動物と違って、植物は動いて獲物を捕らえることができません。基本的には、太陽を浴び、水分を利用して光合成を行い、自らが必要とするエネルギーと酸素を生み出しています。その植物を草食動物が食べ、その草食動物を私たちが食べ、また、酸素呼吸をしエネルギーを得ているわけですから、地球上の生き物の生命の源は、結局は全て太陽だということもできます。

しかし、その一方で太陽の光を浴びれば浴びるほど、紫外線により遺伝子は傷つき、細胞に障害が蓄積されてしまうことになります。そこで、動くことのできない植物は活性酸素を減らす抗酸化作用や、AGEを抑制する抗糖化作用のある化学物質を自らがつくることで、この難題に対処しようとしました。植物がつくるこれら機能性の化学物質は、「ファイトケミカル」とも呼ばれ、主として皮や種の部分に多く含まれています。つまり、最も栄養化の高い成分は、玉ねぎの茶色の薄皮のように食べずに捨てている部分にあったのです。食べられるものは、皮ごといただくようにしましょう。

また、食材を丸ごとよくかんで食べることで、満腹感を得やすくなります。

「アンチAGE食品」で、食後の血糖スパイクと糖化を抑える

食材を組み合わせることで、AGEを体内にためないようにすることができます。それにはまず、食後の血糖スパイクを抑えてくれる食品を1〜2品、食事のメニューの中に加えることです。そうした**アンチAGE食品としておすすめなのは、野菜、海藻、ネバネバ食品、まいたけなどのきのこ類**です。以下、詳しく説明しましょう。

野菜——ブロッコリースーパースプラウトが最強

野菜に豊富に含まれる食物繊維は、腸管でのブドウ糖やコレステロールの吸収を穏やかにし、食後血糖値の上昇も抑えてくれます。また、食物繊維を多くとることで、糖尿病の発症や心臓病死のリスクが抑えられることも報告されています。

さらに、体の中で糖とタンパク質とが結合する「糖化反応」を抑えてくれるような食材がおすすめです。ほうれん草、トマト、インゲン、セロリ、ブロッコリーといった、いわゆる緑黄色野菜には、糖化反応を阻害するポリフェノール、ビタミンやαリポ酸が含まれており、体内でのAGEの生成を抑えてくれます。

中でもおすすめしたいのがブロッコリースーパースプラウトです。これは、発芽して3日目のブロッコリーの新芽。**最大の特長は、抗糖化・抗酸化作用の強い「スルフォラファン」というファイトケミカルを通常のブロッコリーと比べて20倍も多く含んでいる点**です。

また、ブロッコリースーパースプラウトには、スルフォラファンのほかにも、ビタミンB群やC、E、パントテン酸や葉酸などさまざまなビタミンが含まれ、カリウムやマグネシウムなどのミネラルや食物繊維が豊富に含まれています。

実際、ブロッコリースーパースプラウトの抽出物には糖化反応を抑える働きがあること、また、**スルフォラファンには、糖化反応だけではなく、ＡＧＥの受容体であるＲＡＧＥの数を減らして、ＡＧＥによる臓器障害を抑えてくれる作用がある**ことが動物実験で示されています。

さらに、人間を対象とした研究では、ブロッコリースーパースプラウトを１日半パック２カ月間、毎日食べることで、腹囲と体重が減り、血中のＡＧＥレベルや総コレステロール、ＨｂＡ１ｃ値が低下することも報告されています。

でも、どうしてブロッコリースーパースプラウトにはそのような働きが備わっているのでしょうか。

ブロッコリー、芽キャベツ、カリフラワーなどのアブラナ科の植物では、イモムシなどの害虫に葉をかじられると、細胞の中に存在するグレコシノレート（スルフォラファンになる一歩手前の物質）とミロシナーゼという酵素が反応し、害虫が嫌がる辛味や苦味成分であるスルフォラファンがつくられます。

つまり、アブラナ科の植物は害虫から身を守る自衛の手段として、このシステムを進化させたわけです。ガブリとかじられたら、辛味物質を出して虫を追い払う。スルフォラフアンは、天然の虫除け剤ともいえます。

また、**アブラナ科の植物は生で食べないと、あまり効果がありません。**というのは、ミロシナーゼといわれる酵素は60℃以上の温度になると活性が失われてしまうからです。その点、ブロッコリースーパースプラウトは、生で食べやすい。よくかんで食べれば、口の中でスルフォラファンがつくられ、腸から吸収されます。

また、通常のブロッコリーに比べてブロッコリースーパースプラウトは、グレコシノレートの含有量が20倍ほど多いのも特長で、**含有量が多ければ、それだけ効果が期待できます。**名門ジョンズ・ホプキンス大学医学部（米国）で開発されたものですが、この大学は、世界の新型コロナ感染者数の取りまとめなどでテレビによく名前が出てくることから、ご存じの方も多いのではないでしょうか。

スルフォラファンなどの苦味成分が健康維持に役立つのも「ホルミシス効果」（86ページ）のひとつだといえます。

果物――ベリー系がおすすめ

果物類では、ブルーベリー、ラズベリー、クランベリーなどのベリー類が抗ＡＧＥ食品の筆頭となります。ベリー類にはフィセチンやアントシアニンといった抗酸化作用や抗炎症作用に優れたフラボノイド（ポリフェノールの一種）が多く含まれています。これらの果物は適量食べる分には、糖尿病の発症リスクを低下させます。

ただし、カンタロープ（赤肉種のマスクメロン）はファイトケミカルの含有量が少なく、栄養価に乏しいとの報告があります。実際にある研究では、カンタロープの摂取は、糖尿病の発症リスクを高めてしまう可能性が示されています。

総じていえることですが、果物、特に**フルーツジュースの過剰摂取は脂肪肝を起こしたり、尿酸値やＡＧＥを増やしてしまう恐れがありますので注意する**ようにしてください。

海藻、まいたけ、ネバネバ食品

ヒジキやワカメなどの海草類、きのこ類、オクラ、納豆、モロヘイヤなど、俗にネバネバ食品とも呼ばれる食品にも食物繊維が多いことから、ＡＧＥ対策には有効といえるでしょう。

実際に、まいたけにはαグルカン、βグルカンやキチンなどの食物繊維が多く含まれ、食後の血糖値の上昇を抑える作用があること、また、まいたけの抽出物により糖化反応が抑えられ、ＡＧＥの形成が抑制されることが明らかにされています。
また、まいたけや桜エビなどに多く含まれるキチン、キトサンは、ＡＧＥとくっつき、食品に由来するＡＧＥの吸収を抑えてくれる可能性も期待されています。

健康長寿の羅針盤⑥

ＡＧＥの吸収を抑える「吸着炭」

キチン、キトサンと同じように、医療用の吸着炭にもＡＧＥと結合する働きがあることが分かっています。実際、吸着炭を３カ月間内服してもらうことで、腎機能が悪い患者さんの血中ＡＧＥレベルが低下することが明らかにされています。食事に由来するＡＧＥを腸管の中でトラップし、吸収を抑えてＡＧＥの蓄積を防ぐ。新しい可能性がある抗ＡＧＥ療法ともいえます。

ただ、この治療戦略、全く問題がないわけではありません。というのも、炭はもともと、竹やナラ、クヌギなどの植物からつくられています。そのため、加熱する過程で炭の中自身にＡＧＥが形成されてしまうのです。したがって、炭を服用する場合は、炭の中に含まれるAGEやカリウム、リンなどが一切、体内に吸収されないことを個々の炭で確認しておかなければなりません。

また一般的に、植物に由来する炭は、AGEのほかにもいろいろなタンパク質や栄養素をむやみやたらにくっつけてしまう可能性もありますから、炭の品質には十分に気を配り、安心して服用できるものを選んでください。幸い、タンパク質成分を欠くセルロースのみからつくられる食用炭（純炭粉末）であれば、この中にはAGEは含まれませんし、AGE以外のいろいろなものに対する吸着活性も低いことが示されていますので、抗AGE療法のひとつとして利用できるかもしれません。

ルール3「調理方法」でＡＧＥを抑える

▼「スローフード」がＡＧＥをためないコツ

スローフードは、ファストフードの心身や食文化への悪影響を懸念して提唱された社会運動であり、伝統的な食文化と食材を守ろうとするものです。

スローフードでは、「食材をゆっくり育て、ゆっくり調理し、ゆっくり食べる」こと、また「地域に根ざした食材を使って、丁寧につくられた料理」の大切さを説いています。

私は「ＡＧＥをためない食事スタイル」という観点から見ても、スローフードには共感を覚えます。

というのも、**強火で加熱調理した食材は軒並みＡＧＥを多く含んでいる**からです。

私たちの体内では、食べ物を消化・吸収・代謝する過程で、さまざまな化学反応が起きています。

通常、この化学反応には酵素と呼ばれるタンパク質が触媒の形で関わっています。酵素は、いわば化学反応のスイッチを入れる役目を果たします。そのため、酵素が働かなければば、ほとんどの化学反応は起きず、健康が害されることになります。多くの酵素は、人間の体温である37℃くらいで最も効率的に働き、高温下ではその活性を失います。

ところが、ＡＧＥが形成される過程には、全く酵素反応が介在しません。そのため高温になればなるほど化学反応が進行するという法則がそのまま当てはまります。

ファストフードの真骨頂は、文字どおり「調理の速さ」にあります。それを可能にしているのが油を用いた高温調理です。揚げる、炒める、焼く……。時には調理温度が２００℃を超す場合もあります。

確かに、加熱温度が高ければ高いほど調理時間は短くてすみます。しかし、同時にＡＧＥがどんどんできてしまいます。調理温度が10℃上昇するごとにＡＧＥは2倍に増えてしまうという研究結果もあるくらいです。

揚げるより焼く、焼くよりゆでる

一般的に、肉製品や脂肪に富む食材を高温で揚げたり焼いたりした際に、ＡＧＥが多く生成されることが知られています。一方、後で触れますが、**水分を多く使って長い時間をかけ、ゆっくりと蒸したり、ゆでたりする調理法はＡＧＥを生成させにくくなります。**したがって、ファストフードの類《たぐ》いは元来高カロリー、高脂肪で食材を高温で加熱調理したものが多いため、努めて避けるべきでしょう。

ベーコンやハムなどの加工食品もすでに調理されたものを再度、加熱して食べる場合がほとんどですので、とりすぎには注意が必要です。

ＡＧＥ化反応は、古くからメイラード反応、褐変反応として知られてきました。食材の褐変化、色目も、おおよそのＡＧＥ含有量の目安となります。

▼調理には水を使う

和食の主な調理法は「煮る」「蒸す」「ゆでる」です。いずれも水を使って調理するのが大きな特徴です。

油ではなく、「水で調理する」ことが、ＡＧＥ対策にはとても大切です。その理由は三つ挙げられます。

一つ目は、**水の沸点は基本的には１００℃であることです。それ以上はいくら加熱しても温度は上がりません。**もちろん、水を多く使って加熱、調理してもＡＧＥができないわけではありませんが、調理温度が１５０℃、１８０℃となる油の場合と比べれば、食材の

ＡＧＥ含有量ははるかに低く抑えられます。例えば、鶏肉を水炊きにした場合と比較すると、焼き鳥は数倍、唐揚げにすれば10倍近くＡＧＥ量が増えるといわれています。

ちなみに家庭でもよく使われている圧力鍋。煮物をつくると早くできあがり、とても便利ですが、スピーディーに調理できるのは、加圧しているせいで水の沸点が１２５℃くらいまで上がるからです。当然、調理温度が若干高くなるため、その分ＡＧＥも増えることになります。

二つ目は、水で煮たり蒸したりすると、**食材中の糖とタンパク質の間に水が入り込むため、二つの分子の結合が物理的に邪魔されて、糖化反応が起きにくくなることです。**一方、揚げ物は、食材の中にある水を飛ばします。さらに、油は糖化反応そのものを促進させますので、結果としてＡＧＥを多く生成させることになります。

三つ目の理由は、**食材を煮たり蒸したりしていると、途中で脂や糖が食材から抜け落ちます。これもＡＧＥの生成の低下につながります。**豚肉を食べるなら、トンカツよりも豚しゃぶがおすすめとなるわけです。

水を使った調理は、確かに油を使った調理に比べて時間を要します。少し手間はかかりますが、スローフードは健康的な食事スタイルだといえます。私が子どもの頃は一家に１

台は蒸し器があったものですが、いつしか蒸し器は電子レンジやオーブンに居場所を奪われました。蒸し器どころか、最近は鍋や包丁などの調理器具もないという家もあると聞きます。

▼酢を使うと、糖の吸収が緩やかに

酢には腸管の動きをゆっくりとさせ、**糖の吸収を穏やかにしてくれる働きがあります。**酢の物など酢を使った料理を一品、食卓に添えるのがおすすめです。

また、**糖とタンパク質との結合は、酸性の条件下で抑えられます。**したがって、鶏の唐揚げをつくるときには、鶏肉を薬味と一緒に酢かレモン汁に15分ほどつけ、下ごしらえしてから調理すると、AGEの生成量を半分くらいに抑えることができます。料理の前の一手間ですが、とても大切なポイントです。

▼電子レンジは要注意

食材を電子レンジで使用すると、食材の中にあるブドウ糖の立体構造が変わり、タンパク質にくっつきやすくなります。つまり、電子レンジを使った調理も食材のAGE化を進めてしまうので、注意が必要です。

ルール4 「三大栄養素の摂取比率と質」でAGEを抑える

▼糖質・タンパク質・脂質の理想的なとり方

何を、どう食べるかを考えるときに、どうしても気になるのがタンパク質、糖質、脂質の三大栄養素のとり方です。特に、その比率と質でしょう。

三大栄養素は、性質や役割は異なりますが、どれも私たち人間の生命維持や身体活動などに欠かせないものです。

糖質は、脳や筋肉が働くための重要なエネルギー源としての役割を持ちます。食物繊維とともに炭水化物を構成する成分で、ご飯やパンなどの主成分であるでんぷんや、甘味料として利用される砂糖（ショ糖）、果物に含まれる果糖などがこのカテゴリーに入ります。

タンパク質は、20種類のアミノ酸が結合してできており、筋肉や骨、皮膚、臓器、毛髪、血液、酵素、ホルモンなどをつくる原料となります。タンパク質を多く含む主な食品は、肉類、魚類、卵、豆類などです。

脂質からは1g当たり9キロカロリーと、三大栄養素の中でも最も高いエネルギーを得ることができます。さらに、ステロイドホルモンの原料や細胞膜の構成成分になったり、脂溶性ビタミンの吸収を促すなど、重要な役割を担っています。

三大栄養素は、いずれも体には必要不可欠なものです。そのため、摂取量のバランスも大切です。どれか一つが突出して多かったり、逆に少なすぎたりすると、一般的には健康に弊害が出てくるリスクが高まります。

例えば、糖質が過剰になれば、肥満や高血糖、そして糖尿病になるリスクが上がるでしょうし、逆に極度に不足してくれば疲労や集中力の低下などにつながるでしょう。タンパク質の過剰摂取は腎臓に負担をかけますし、飽和脂肪酸をとりすぎることで悪玉コレステロールが上がり、心筋梗塞のリスクが高まります。一方、コレステロール値の低下が脳出血のリスクとなる可能性もあります。

また、タンパク質、糖質、脂質には、それぞれいくつかの種類があり、どれを摂取するかによっても、体への影響が異なってきます。

では、この三大栄養素を、いったいどのような割合でとるのが健康にとって最も好ましいのでしょうか。

厚生労働省が発行している「日本人の食事摂取基準」を見ると、タンパク質15～20%、糖質50～60%、脂質20～25%が三大栄養素の目安となっています。しかし、これには確固たるエビデンスがあるわけではありません。そこで、三大栄養素のベストな摂取比率を過去の研究結果から考えてみたいと思います。

▼ベストな糖質のとり方

摂取比率

1万5000人以上を25年にわたって調査したアメリカの研究によると、糖質の摂取割合と死亡率の間にはU字型の相関があり、**全摂取カロリーの50～55%を糖質から**

図3-1　糖質の摂取量と死亡率の関係

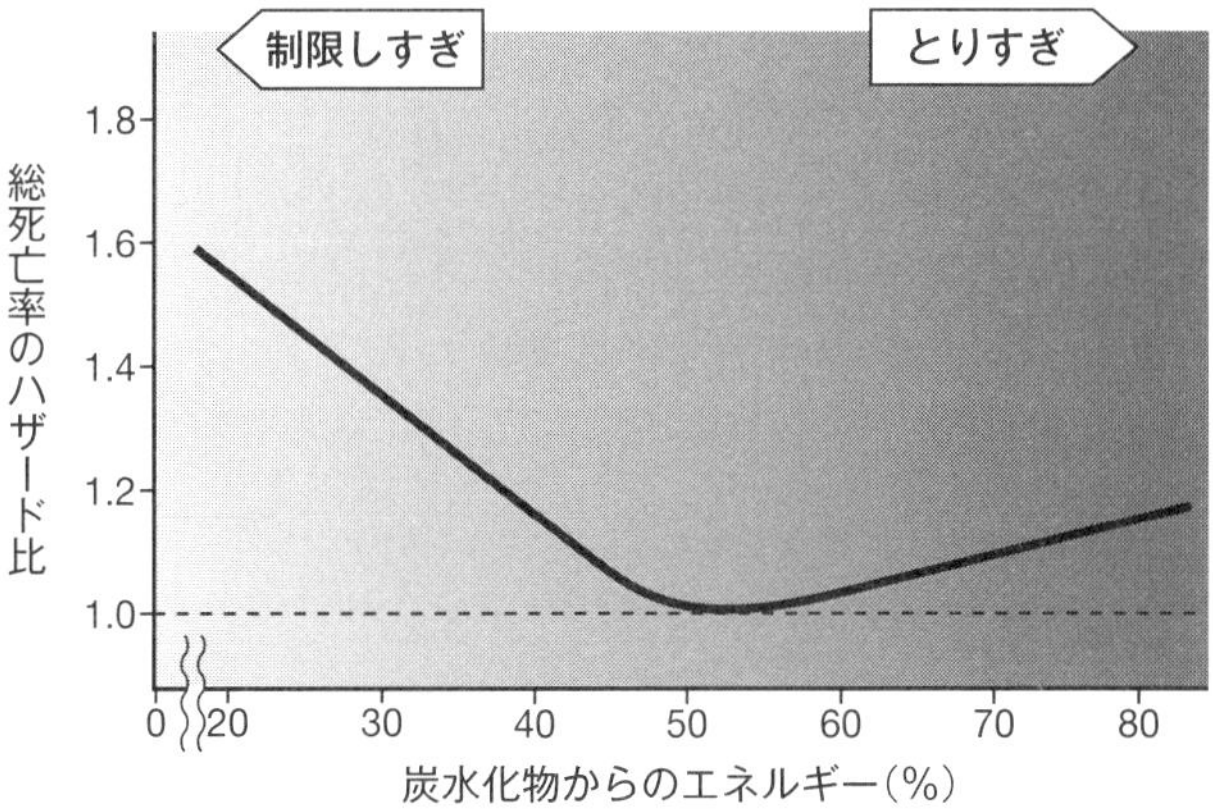

「Seidelmann Bら、Lancet Public Health2018」より引用

とっているグループの死亡率が最低となることが示されています（図3－1）。つまり、**糖質をとりすぎても、制限しすぎても死亡のリスクが上がる**ということです。

一方、世界の5大医学誌のひとつである英国の「ランセット」に2017年に掲載された論文では、「炭水化物しかとれないような、バランスに欠けた貧しい食事をとらざるを得ない人は死亡率が高い」ことが示されています。

したがって、現状では、**糖質の摂取比率は少し幅を持たせて45～60％くらいが妥当**と考えます。

摂取すべき糖質

主食となる白米をとるときは、少し玄米や雑穀を混ぜて食べるようにします。これらの食品には食物繊維が多く含まれ、白米を食べたときより血糖値の上昇が緩やかになり、糖尿病や心臓病の予防効果が期待できます。パンも食パンばかりではなく、全粒粉や胚芽パン、ふすまパンなどをとるようにします。また、添加糖類のとりすぎ、特に甘味飲料の飲みすぎは、肥満のリスクを高めるため、極力控えるべきです。

▼ベストなタンパク質のとり方

摂取比率

「セルメタボリズム」という医学誌に掲載された論文では、**50～65歳までの人の場合、タンパク質の摂取比率が高まると（総摂取カロリーの20％以上）、がんを含めた死亡のリスクが上昇する**ことが報告されています。そして、タンパク質の過剰摂取の弊害は、特に動物性のタンパク質で顕著なようです。

一方、**65歳より高齢者では、タンパク質の摂取比率が高いほど、死亡率が逆に低くなる**ことが示されています。どうやら、年齢により、好ましいタンパク質の摂取比率は変わってくるようです。

ただし、糖尿病に関連した死亡は、年齢に関係なく、タンパク質の摂取比率が高まると上昇します。したがって、糖尿病の患者さんの場合には、タンパク質の摂取を控えめにしたほうがよさそうです。

その他の研究からも、一般成人では、**タンパク質の摂取比率は15～20％程度がよい**ようです。一方、高齢者では、筋肉量の低下（サルコペニア）、低栄養、フレイル（健常から要介護へ移行する中間の段階）などの問題もあり、ある程度、タンパク質の摂取を推奨すべきでしょう。

摂取すべきタンパク質

できるだけ植物性タンパク質、つまり、豆類や野菜をとるようにします。なぜなら、**動物性のタンパク質の過剰摂取は、腎機能の低下を早め、成長因子の分泌を促してがんのリスクを上げる**かもしれないからです。

また、大豆のイソフラボンには、女性ホルモン様の作用がありますが、幸い、乳がんによる死亡のリスクは大豆の摂取で下がるようです。

▼ベストな脂質のとり方

摂取比率

糖質とタンパク質の残りが脂質となりますから、**脂質の摂取比率は25～35%くらい**となります。日本人の伝統食から考えると少し多めですが、**飽和脂肪酸の摂取比率を7%未満**とし、その分、魚油やオリーブ油などからとるようにします。

摂取すべき脂質

これまでの研究では、「飽和脂肪酸」(乳製品、肉などの動物性脂肪やココナッツ油、やし油など熱帯植物の油脂など)を「多価不飽和脂肪酸」(大豆油、コーン油、サフラワー油などの植物性の油脂や魚油)に置き換えることで心臓病のリスクが減ることが示されています。

また、非常に心臓病を起こしやすいリスクの高い人たちを対象とした場合は、「オメガ-3系の多価不飽和脂肪酸(魚油)」をとることで心臓病の発症が抑えられる可能性があることが報告されています。

そこで一般的には、**魚油や、オリーブ油などの植物性の油脂がおすすめ**となります。しかし、オリーブオイルはそれ自身、酸化、劣化しやすいため、遮光された瓶で小分けにして冷所で保管し、グレードの高いものを選んでください。

また、日本などアジア人は魚を多く食べる人ほど糖尿病になりにくくなりますが、欧米人は逆に魚を食べる人ほど糖尿病の発症リスクが高くなることが知られています。いくら魚を食べても、いつもフィッシュアンドチップス(白身魚のフライ+ポテトフライ)やバターを大量に使うムニエルなら、AGEの摂取量も増え、糖尿病の発症リスクが高まってしまうということでしょうか。

いずれにしてもこれらの事実は、揚げ物を多く食べる人は、魚介類の場合も含めて寿命が短くなるという最近の研究結果とも符合しますし、魚はいろいろな調理法でとるほうがいいでしょう。

ナッツは地中海地方でよく食べられていて、心臓病を予防する効果が報告されていますが、これらの研究結果は全て欧米人を対象にしたものです。和食を基調にした日本の伝統食にナッツを追加することの意義は明らかではありません。それにナッツ類は高カロリー食品でもあり、特に塩で味付けされたナッツのとりすぎには気を付けましょう。

また、基本的にマーガリン、ショートニング、クッキーなどに使われているトランス脂肪酸の摂取は控えめにします。**トランス脂肪酸のとりすぎは、悪玉コレステロール値を上げ、善玉コレステロール値を下げ、心臓病のリスクを高める**ことが知られています。トランス脂肪酸は総摂取カロリーの1％未満、つまり、およそ1日2g未満としたほうがいいでしょう。ただ、これまでの研究により、牛や羊などの反芻動物の乳製品に含まれるトランス脂肪酸の摂取には問題がないことが示されています。

▼その他の栄養素――ポリフェノールをとる

海藻、ネバネバ系、野菜は多くとるようにし、飲み物は水かお茶かコーヒーにして、添加糖類が入っているジュース、甘味飲料などは避けてください。

日本人の場合、1日に口にするポリフェノールのかなりの部分をコーヒーから摂取しています。コーヒーは、緑茶とともに貴重なポリフェノールの供給源といえます。これまでの研究から、コーヒーを1日に3杯前後飲む人では、心臓病やがんによる死亡のリスクが低くなることが示されています。また、全くコーヒーを飲まない人に比べて、コーヒーを飲む人では糖尿病の発症リスクも低くなるようです。実際、1杯あたりにして6％ずつ糖尿病の発症が抑えられるとの報告もあります。

その他、コーヒーを飲む人では、非アルコール性脂肪性肝炎や慢性腎臓病のリスクも低くなるという報告があります。

また、これまでの研究でお茶（緑茶、紅茶）を飲むことで、糖尿病の発症リスクが減り、心臓病死のリスクが低下することが示されており、死亡のリスクは240ccあたり1・5％低くなることが報告されています。

食後の果物は、ブルーベリーなどの赤紫系のものを中心に丸ごと、適量とるようにします。

栄養素は量より質を重視する

今の時代、「早い」「おいしい」「便利」は食の基本。いくらAGEがたまると健康を害する恐れがあるからといって、なかなかスローフードには戻せません。

近年はそうした限界性も意識してか、「万民に向く食事はない」との主張が主流です。つまり、各人を取り巻く環境や食文化、あるいは手に入る食材の違いなどによって、食事が健康に与える影響は千差万別。病気の治療や予防を念頭に置いて食事療法を開始する際は、特にこの点に考慮しながら、かなり幅を持たせて指導をしたほうがいいのではないか、ということです。無理せずに継続して実践できる、各人の食文化と好みに合った健康的な食事パターンを考えていきたいものです。

そのような時代背景の中にあっても、重要視されているのは個々の栄養素の量より質です。例えば、糖質なら精製された砂糖や添加された糖を多く含む食品を避け、**食物繊維やミネラルが含まれた玄米や雑穀、ふすまをとる**よう心掛ける。油は魚油やオリーブ油などの不飽和脂肪酸を基本にして、飽和脂肪酸の多い肉の脂身は避ける。タンパク質もできるだけ豆や野菜など植物性のものから摂取し、赤肉や加工肉、超加工食品の摂取量を減らす。**食物繊維の豊富な野菜や海藻、きのこ類を積極的にとる**ようにし、果物は適量をできれば丸ごと食べる。タバコは吸わない。翌日に残るほど、酒を飲みすぎない。

これをベースに、よりその人の嗜好に沿った、楽しめる食生活を展開していってはどうか、というわけです。

確かに、体によいから悪いからといって、食に過大な制限を加えるのは最善の策とはいえないでしょう。食事は、誰と、どこで、いつ、どのように食べるかといったスタイルも含めて考えるべきだからです。あまりにも瑣末なことまで気に掛ければ、かえって、ストレスがたまってしまう危険性もあるでしょう。

大切なのは、時代に流されるままでいるのではなく、まずは一度立ち止まり、自分の食生活や生活習慣を見つめ直すこと。そして、疑問やリスクを感じたら、一つでも二つでも、改善に向けて取り組みを開始することです。

年齢は関係ありません。良いことを始めるのに、遅すぎることなどないからです。行動を起こすかどうかで、きっとその後の人生にも大きな差が生まれてくるはずです。人生を前向きに生きることはとても素晴らしいことですから。

週に一度、休日に時間を巻き戻して、昔ながらの料理を時間をかけてつくってみる。毎日となるときつくても、家族と過ごすスローライフで新たな発見もあると思います。これなら楽しみながら続けられるのではないでしょうか。

「できることからコツコツと」。この言葉に、健康を守る究極の秘訣があるように思います。

第3章のまとめ

AGEを抑えるには食習慣の改善が大事

ルール1：「正しい食べ方」

●早食いや大食いをしない。
●食べる順番は「先に野菜、最後に糖質」。
●朝はしっかり食べ、夜8時以降は食べない。

ルール2：「効果的な食材」

●食材はなるべく丸ごと食べる。
●「アンチAGE食材」をとる。

ルール3：「調理方法」

●スローフードが大事。
●食材は「ゆでる」か「蒸す」のがおすすめ。
●酢を使うのが効果的。

ルール4：「三大栄養素」のとり方

●糖質・タンパク質・脂質は質に配慮し、ベストな分量で。
●ポリフェノールを積極的にとる。

第4章

AGEを抑える生活習慣のルール

ルール1 体を動かす

▼「ちょこまか運動」のすすめ

ＡＧＥを体にため込まないようにするにはどうしたらいいでしょうか。

食事のほかにもできることはあります。**体を動かすことでエネルギーを消費しましょう。結果、食後の血糖スパイクと肥満を予防してＡＧＥを抑えることができます。**

一般成人は、１日２０００キロカロリーくらい食べて、同じ量のカロリーを消費しています。

消費する２０００キロカロリーの約６割は、基礎代謝で占められます。つまり呼吸をしたり、心臓を動かしたり、私たちのあずかり知らぬところで使われているのです。

残りの８００キロカロリーが何に使われているかというと、ごはんを食べたときに熱が産生（食事誘発性熱産生）され、２００キロカロリー程度消費されます。そして、残りの６００キロカロリーが身体的活動、すなわち体を動かすことに費されています。

体を動かすというと、すぐに運動、トレーニングを連想されるかもしれませんが、一般的な方の場合、運動による消費カロリーはわずかなものです。600キロカロリーのほとんどは、「ニート」と呼ばれる生活動作に消費されています。

ニートといっても、仕事をしていない若者(NEET)のことではありません。NEAT＝Non-Exercise Activity Thermogenesis（非運動性熱産生）、つまり運動以外の、日常の生活動作で消費されるエネルギーのことを指します。

日常の生活動作は、「座位行動」と、「立位・歩行活動」に大別されます。

座位行動とは、イスや床に座って、または寝そべってテレビを見たり、本を読んだり、ゲームをしたりする動作。パソコンに向かってのデスクワークや車の運転なども、こちらに入ります。

一方、立位・歩行活動は、立って動く動作のこと。家事をしたり、買い物などで外出したり、通勤電車に乗ったり、休みの日に日曜大工をしたりすることです。

もちろん、よりエネルギーを要するのは後者のほうです。

肥満者と非肥満者のニートを比べると、肥満者の方が座位で過ごす時間が2～3時間多く、この時間を立位・歩行活動で過ごすと、日に300～400キロカロリーのエネルギーを余分に消費できるという知見もあります。

つまり、**日中はできるだけ座ったままでいない。**これが、まず大事です。加えて、自動車通勤の人は、自転車や電車などを利用した通勤手段に変える、デスクワークやテレビを見るなどの座位時間の合間に足踏みや軽い体操をする、マンションや駅、大型商業施設などではエスカレーターやエレベーターを避けて階段を使うなど、できることはたくさんあります。

私はニートのことを「ちょこまか運動」と呼んでいますが、ちょこまか体を動かすことで肥満を予防でき、AGEの蓄積を抑えることができるでしょう。

▼週1回の運動で死亡率が3割下がる

ウェルエイジングを目指す生活習慣づくりには、適度な運動も欠かせません。

ただ、この「適度な」というところが難しいというか、厄介なところ。やたら激しい運動で体を痛めつけてもいけないし、かといって近所を散歩する程度で間に合うのかといった疑問もわきます。

多くの国のガイドラインでは、「週3～5回、20分程度の有酸素運動を基本に、可能なら週2回程度のダンベルなどによる適度な筋トレ」といった強度の運動を推奨しています。

しかし、みなさんもお分かりでしょうが、これがなかなか難しい。仕事を持っていたりすると、たとえ20分と時間は短くても、週に3～5回はなかなか続けられません。その結果、せっかく健康のためにとスニーカーを買ったのに運動は三日坊主に終わってしまう、という方も多いようです。

一方、「週1回好きなサッカーをして2時間ほど体を動かしているが、仕事のある日はほとんど運動できていない。こんなムラのある運動パターンはかえって体によくないのではないか」と思う方もいらっしゃるかもしれません。

でも、それは杞憂です。最近、米国医師会雑誌に発表された研究によれば、**1週間に1～2回、1～2時間ほど汗を流すだけでも、毎日、規則的に運動した場合と同程度の健康効果が得られる**ことが示されています。

この研究では、約6万4000人を「全く運動をしない群」「週3回以上運動をする群」「週1～2回運動をする群」の3群に分け、運動の強度や回数なども調整しながら、総死亡率、がんによる死亡率、心筋梗塞など心血管疾患による死亡率を調査しました。この際、1週間当たりの運動量は、75分以上の激しい運動、もしくは150分以上の中等程度の運動と規定されています。

研究の結果、**週に1～2回であろうと、運動をしていれば、全くしていない人より死亡率が30％低下。さらに、がんによる死亡率は20％、心血管疾患での死亡率は40％も低下**することが明らかになったのです。さらに、「週に3回以上運動する群」と「週に1～2回程度しか運動しない群」との間で、ほとんど死亡率に差がないことも確認されました。

つまり、平日は仕事でなかなか**運動の時間がとれない人でも、土曜か日曜に運動を楽しむ「ウィークエンド戦士」になれば、健康によい影響をもたらす**ことができるというわけです。

とにかく、運動は全くやらないのは論外。時間を見つけて、週に1回でも2回でも体を動かすことです。

ルール2 「睡眠負債」やストレスをためない

▼睡眠不足は糖化を進める

睡眠とＡＧＥは関係があるのでしょうか。一見、関係なさそうに見えるかもしれませんが、じつは大ありなのです。

人間は睡眠不足が続くと、意識・無意識に関わらず精神的にも肉体的にもストレスがたまっていきます。この**睡眠負債がたまっていくと、AGEが増えていく**可能性があります。

睡眠は、自律神経と呼ばれる神経系によってコントロールされています。自律神経とは、読んで字のごとしで、自ら律する神経のこと。人間の意思では自由にならず、逆にいえばあまり意識しなくても勝手に働いてくれる神経です。

例えば、私たちは、別に意識しなくても呼吸をしています。脈拍、血圧、体温、心拍、血流、さらには胃腸の収縮・弛緩、消化といった働きも、自律神経が勝手に調整してくれているのです。

自律神経は交感神経と副交感神経という2種類の神経系によって構成されています。人間の体の働きというのは大きく「活動」と「休息」に分かれますが、「活動」を受け持っているのが交感神経であり、反対に「休息」を受け持っているのが副交感神経になります。

例えば、脈拍の場合は、上昇させるのが交感神経、低下させるのが副交感神経。血圧なら上昇させるのが交感神経、下降させるのが副交感神経。呼吸なら浅くし速めるのが交感神経、深くゆっくりさせるのが副交感神経といった具合です。

この2種類の自律神経がきっちり役割分担しながら、お互いに適度なバランスをとって働いている間は、体調は維持されます。しかし、両者のバランスが崩れ、どちらか一方の働きが過剰になってくると、体調不良を感じ、病気を発症しやすくなります。

この自律神経のバランスを乱すのが精神的、肉体的ストレス。睡眠負債も引き金のひとつになります。

ストレスや睡眠不足が続くと、交感神経が過剰に反応して働きだし、その際にコルチゾールやアドレナリンというホルモンを分泌します。

コルチゾールはインスリンの効きを悪くする一方で、アドレナリンは肝臓に蓄えられている糖を体中にばらまきます。つまり、どちらも高血糖を引き起こし、糖化を進め、AGEを蓄積させていくのです。

また、交感神経が活発に働くと、活性酸素が生じAGEがたまりやすくなったり、RAGEの数が増えてしまったりすることがネズミを使った実験で確認されています。**逆に交感神経の緊張や活性をゆるめてやると、AGEができにくくなる**ことが示されています。

したがって、交感神経・副交感神経をバランスよく働かせ、AGEを抑制するという観点から考えて、**適度な睡眠時間は7時間半前後**でしょう。平均睡眠時間が5時間を切るような人は要注意といえるでしょう。

健康長寿の羅針盤⑦ 睡眠時無呼吸症候群もＡＧＥの蓄積につながる

睡眠時無呼吸症候群とは、７時間を超える睡眠のうち、10秒以上の呼吸停止が30回以上確認される病気です。呼吸が止まるたびに低酸素状態となり、交感神経が興奮して働きだします。

交感神経が活発になると、強力な血管収縮作用を持つアンジオテンシンも増え、血圧が上昇。それが酸化ストレスの産生を高め、低酸素状態もあいまってＡＧＥがたまってくると考えられています。

また、睡眠時無呼吸症候群になると睡眠不足から食欲が増進されるようにホルモンが働き、過食から肥満や糖尿病になりやすく、それがＡＧＥをためこむことにもつながります。

ルール3 サーカディアンリズム（太陽のリズム）に合わせた生活をする

▼体温やホルモン分泌は太陽のリズムに同期している

歴史の中で人類が獲得してきた体の仕組みのひとつに、体内時計があります。簡単にいえば、お日さまが昇るとともに起き、お日さまが沈むとともに寝る。体のさまざまな働きも、そのリズムに同期しているというものです。ですから、そのリズムに合わせた生活をすることが大切です。

メカニズムはこうです。太陽の光が目に入ると、脳の視交叉上核《しこうさじょうかく》という体内時計を統率する中枢が刺激を受け、そこから全ての臓器に「朝ですよ、起きて動きましょう」という指令が飛び、体は活動モードに入ります。暗くなると、逆に「夜ですよ、休みましょう」となるわけです。

これは概日《がいじつ》リズム（サーカディアンリズム）と呼ばれ、体温やホルモン分泌など体の基本的な機能は、地球の自転による24時間周期の昼夜変化に合わせて活動していることが分かっています。

身近な例でいえば、「昼間のビールはよく効くなあ」と感じたことはありませんか。これは、アルコールの代謝も概日リズムに支配されているからです。

私たちの体は、食事からのエネルギーを昼間は活動に使い、夜は細胞の修復や維持、脂肪としての蓄えに当てるようにできています。いや、そのような生活パターンに適合してきたわけです。

事態が変わったのは、19世紀後半になって電気が発明されてからです。今では、夜の時間帯の活動も増え、それに伴い、夜遅くに食事をしたり飲酒することも珍しくありません。しかし、生活習慣は変わっても、体のつくりは原始時代と大きく変わっていません。夜遅い時間に食事をすると、肥満が助長される一方で糖分が血中にあふれ、それだけ多くのAGEがつくりだされることになります。

▼体内時計のくるいが病気の引き金になる

人類の歴史を1年に例えれば、ほんの数分程度に過ぎない間に環境はガラリと一変してしまいました。夜も電気という人工の明かりの中で活動を続ける現代人の体内時計は、今、蝕まれています。

体内時計のくるいは、現代人の健康にさまざまな弊害を及ぼします。中には社会問題にまで発展しているものも少なくありません。

その典型例のひとつが「シフトワーカー」の問題です。シフトワーカーとは交替勤務者のこと。厚生労働省の推計では、ここ20年来、我が国のシフトワーカーは一貫して増加しており、現在では労働者の約2割にのぼっています。シフトワーカーは、1日の中での勤務時間帯が頻繁に変わるため、昼夜が逆転し食事パターンや栄養に偏りが出やすく、それが生活習慣病を中心とする病気の引き金になるというわけです。

実際、シフトワーカーは日勤労働者に比べ、冠動脈疾患や脳卒中など心血管病を起こしやすく、前立腺がんが3・5倍、乳がんが2・6倍になるという報告もあり、IRAC（国際がん研究機関）では、シフトワーカーを「発がんのリスクが高い危険因子」とみなしているほどです。

また、最近報告された394万人を対象とした研究では、シフトワークの期間が5年長くなるごとに乳がんの発生率が3・3％ずつ、きれいに比例して上がっていくことが報告されています。

このように、シフトワーカーに健康被害のリスクが高くなるのは、やはり概日リズムに逆らった生活からくる体内時計のくるいにあると考えられます。

また、夜に食事をするシフトワーカーはどうしても太りやすく、糖尿病などの生活習慣病のリスクも高くなると考えられます。

では、シフトワーカーはどうすればいいのか。シフトワーカーの方こそ、ＡＧＥを少しでもため込まないように、本書で提唱する生活習慣を意識的に取り入れていただきたいと思います。

ルール4 自分の体質を知る

ＡＧＥのでき方には個人差がある

多くの糖尿病患者さんの診療にあたっていると、長い間、血糖コントロールが不良であるのに合併症がない方がいらっしゃる一方で、その全く逆のタイプの患者さんも存在することに気付きます。

一般的にＡＧＥの蓄積は、（血糖値）×（持続期間）の式で示されるわけですから、このような患者さんの体の中ではいったいどんなことが起こっているのでしょうか。

じつは、驚くべきことにＡＧＥのでき方、たまり方に個人差があるのです。つまり、仮に同じ程度の高血糖に同じくらいの年数、曝露されても、体の中でつくられるＡＧＥ量が違うということです。

ＡＧＥがつくられ、たまりやすい人は、そうでない人に比べて、糖尿病の血管合併症が進行しやすく、死亡のリスクが高くなることが報告されています。このような遺伝的、体質的な違いがなぜ起こってくるのか、まだはっきりとは分かっていません。ただ、糖とタンパク質とのくっつきやすさに個人差があることだけは間違いないようです。その他にもＡＧＥの代謝のされ方、ＡＧＥの吸収のされ方に個人差があることも十分に考えられます。

最近になり、焦げの部分に存在する発がん性物質、ヘテロサイクリックアミンを代謝、解毒する酵素（Ｎ－アセチルトランスフェラーゼ２）の活性が弱い人では、ＡＧＥリーダーで測定した皮膚のＡＧＥ値が高くなることが明らかにされました。体の中ではＡＧＥも焦げの一部として認識され、Ｎ－アセチルトランスフェラーゼ２で代謝されているのかもしれません。

また、検診を受けたとき、血糖値の割にＨｂＡ１ｃ値が高めに出る人は、糖化が進み、ＡＧＥができやすい方なのかもしれません。自分の体質を知り、ＡＧＥ対策を改めて見直してみてはいかがでしょうか。

▼いろいろな検査を受けてみよう

上と下の血圧の差がある高血圧の人、体が硬い人、老け顔の人、50歳代で白内障がある人、早く（45歳くらいで）閉経してしまった人、血糖値が高めの人、いびきをかく人などでは、体にＡＧＥがたまっているかもしれません。日頃からいろいろな検査を受けて、自分の体の糖化年齢をチェックするようにしてください。53ページのコラムでも触れましたが、実際にＡＧＥを測定できる施設は日本中にたくさんあります。

健康長寿の羅針盤⑧　現代人は、コンビニに迷い込んだ原始人

私たちの血糖値は、およそ80～140mg／dℓの狭い範囲にコントロールされています。健康であれば、どんなにおなかいっぱい食べても、血糖値が高くなりすぎることはありませんし、また、多少、ご飯を抜いたからといって血糖値が下がりすぎることもありません。それは、高血糖も低血糖も私たちの体にとって脅威となるからです。

基本的に、脳と赤血球はブドウ糖しかエネルギー源として使うことができません。そのため、**重篤な低血糖は命に関わる一大事**となります。一方、**慢性的な高血糖が続く糖尿病も、ＡＧＥをつくり、老化を推し進め、危険な状況**を引き起こします。

以上の理由から、私たちの体の中では、血糖値は微細な調節を受け、好ましい範囲に維持されるようになっているのです。

しかし、ここでひとつ、不可解な事実に遭遇します。それは、私たちの**体には血糖値を上げるホルモンが少なくとも5つあるのに対し、下げるものはインスリンの1つしかない**ことです。私たち人間にとって、血糖値が上がりすぎることも、また、下がりすぎることも回避すべき事柄であるにも関わらず、神様は、私たちの体の血糖値を上げようとしているようにも思えます。

なぜでしょうか。

それは、私たちが、皆「スーツを着た原始人」だからです。人類は、今のようにたらふく食べられて、血糖値がどんどん上がる時代がくるなんて、全く想定していませんでした。というより、人類史の中で私たちはほとんどの時間を飢餓との闘いに費やしてきたのです。私たちにとって最も回避すべきことは、高血糖より低血糖のリスクを減らすことだったわけです。

つまり、低血糖が淘汰を促す要因になって人間の体の仕組みが構築されていったのです。飢餓による低血糖に迅速に対応できた者は生き残り、そうでなかった者は淘汰されていった。そのため、私たちの血糖値はもともと上がりやすくなるように設定されています。

さらに、獲物が捕れたときにどか食い、まとめ食いをして脂肪を蓄えられた人ほど、飢餓のリスクを乗り越えられたとも考えられますから、元来、私たちは太りやすくもある。私たちは、このような特徴を脈々と祖先から受け継いできています。「健康長寿の羅針盤④」（74ページ）で触れたように、ＲＡＧＥも脂肪をため込むのに利する遺伝子です。

人間がチンパンジーの祖先と袂《たもと》を分かったときを仮に元旦の年初めとすれば、現代的な生活を始めたのは、大晦日の除夜の鐘が鳴る頃に相当します。いわば、現代の私たちの状態は、原始人がいきなりコンビニの中に放り込まれたようなものなのです。

栄養価は少ないがカロリーリッチなジャンクフードをバクバク食べてガンガン太る。血糖値もグングン上がる。しかし、それを制御するためのシステムが全く追いついていないため、最終的にはインスリンをつくる細胞が傷つき、疲弊してしまうのです。こうして、加齢や肥満とともに糖尿病の発症リスクも高まってくるというわけです。

人間をとりまく環境は激変しているのに、体のつくり（設計図）は昔のままで、適応が全く追いついていない。こうした**環境と体のつくりのミスマッチ**が、糖尿病に限らず、高血圧、心筋梗塞などさまざまな現代病を生んでいるのです。

第4章のまとめ

生活習慣の改善でＡＧＥは抑えられる

ルール１：体を動かす

●ニート（ＮＥＡＴ）の実践。日中はできるだけ「ちょこまか運動」で肥満を予防する。

●１週間に１〜２回、１〜２時間ほど汗を流すだけでも、毎日規則的に運動した場合と同程度の健康効果が得られる。

ルール２：「睡眠負債」やストレスをためない

●睡眠不足に気を付ける。

●リラックスしてＡＧＥを撃退する。

ルール３：サーカディアンリズムに合わせた生活を

●体温やホルモン分泌などは太陽のリズムに同期している。

●体内時計に従って生活する。

ルール4：自分の体質を知る

●ＡＧＥのでき方には個人差がある。

●自分の体質を知り、ＡＧＥ対策を改めて見直そう。

第5章

よりよく年をとるための秘訣

――健康情報に振り回されないために

身の回りのあやしい健康情報に要注意！

何をどのように食べるか。この問題に関して、私たち人類には適応と進化の営々たる歴史があります。その積み重ねの中で、人間の体に最も安全で適した、そしてより命を紡ぎやすい食事パターンを築き上げてきました。

ところが、その長い人類の歴史においては、ほんのまばたきするほどの時間にすぎないここ30年の間に、伝統的な食事パターンは急速に崩れ、それが健康寿命を脅かす大きな要因となっています。

面白いのは、自ら健康に仇《あだ》なすような環境をつくりだしているのに、その一方では人々の健康に対する不安や関心が、どの時代よりも高まっていることです。

メディアからは日々、あやしげな健康情報が発信され、病気や老化を恐れる人々がわれ先にと飛びつく。私が憂えるのは、そんな健康狂想曲に多くの人が踊らされる中で、さまざまな誤解や落とし穴が次々と生まれていることです。

▼「ラーメンは麺を減らしてチャーシュー増し」で血糖値は下がるのか？

少々極端な例ですが、血糖値がテーマのテレビ番組があったとします。とにかく血糖値が上がらないような食事をしなくてはならないということで、ラーメンは麺を少し減らす。物足りなければチャーシューを5枚でも10枚でも追加すればいいという。食後の血糖値の上昇のほとんどは、糖質によってもたらされ、タンパク質や脂質は糖質の吸収を緩やかにします。そのため、確かに、そうすることで食後1時間の血糖値はわずかに下がるかもしれません。でも、同時に脂質やカロリーの摂取量は多くなります。そのため、このような食事は、脂質異常症や肥満のリスクを高めます。

また、あまり知られていないようですが、実は、食後4～6時間の血糖値は、チャーシューを追加したほうが摂取したタンパク質や脂質の影響でいく分高くなります。

それでも、ここは「食後すぐの血糖値」がテーマなので、そこで血糖値が下がれば番組的にはOK。視聴者も「麺を減らせばチャーシューを食べてもいい！　いや、食べたほうがいい」となるわけです。

これでは、とても正しい健康情報とはいえません。なぜなら、長期的な健康が、食後1時間の血糖値の善し悪しで全て説明できるわけではないからです。

こうした情報の落とし穴は枚挙にいとまがありません。そして、これらに共通して垣間見られるのは、極端な「還元主義」と「二項対立的な考え方」です。

還元主義では、最も象徴的な一部分をもって全体を集約できると考えます。簡単な例を挙げれば、次のような思考プロセスです。

> レモンが体にいいのは、ビタミンCが豊富に含まれているからだ。したがって、レモンをわざわざ食べなくとも、ビタミンCをとれば、レモンを食べたときと同じ効果が得られるはずだ。

この場合、レモンにはビタミンC以外のいろいろな機能性の成分が含まれていて、それらが総合的に働いて体に好ましい作用を及ぼすという事実には目を向けず、ざっくりとレモンの効果をビタミンCだけに落とし込んで（還元して）理解しています。

一方、**「二項対立的」な思考では、ある事象を、対立する二分した概念で捉えようとします。**例えば、善と悪、好きと嫌い、真と偽、正と邪、敵と味方、明と暗、光と闇、精神と肉体というようにです。

▼糖質制限ダイエットのからくり

こうした考え方に根ざした健康情報は、身近なところで目の当たりにすることができます。

糖質制限について考えてみましょう。私たちは食事をとり血糖値が上がると、膵臓からインスリンというホルモンが分泌されます。インスリンにより、ブドウ糖は細胞の中に取り込まれ、エネルギー源として利用されます。また、余分な糖分は、脂肪として蓄積されます。

そこで、次のような考え方が生まれてきます。肥満は、食後の高血糖によるインスリンの過剰分泌で全て説明できる。そのため、食後の血糖値を抑えることができれば、肥満を完全に抑えられる、というものです。

これは、肥満の原因を単純に食後の高血糖のみに還元した極端な考え方です。そして、食後の血糖値の上昇を引き起こす糖質は、いかなる場合においても「悪」であり、決して「善」とはなり得ない――これが糖尿病治療にも活用されて一世を風靡《ふうび》した感がある糖質制限ダイエットです。

私も一定の評価はしていますが、極端な糖質制限ダイエットの根底にも、還元主義と二項対立的な思考を見ることができます。

このように原因と結果を1対1で捉え、善悪のみで判断すれば、話は単純化され、とても分かりやすくなります。しかし、体全体の機能は、必ずしも部分である各臓器の働きの総和では説明できないでしょう。各臓器は互いに連関し、影響を及ぼし合いながら、体の恒常性を維持しているのです。

つまり、**食事などの環境が多少変わっても、体はいつもと同じように機能が保持されるようにできているの**です。そして、このバランスが崩れた状態が病気ということになります。

そのため、糖質に限りませんが、**ある特定の栄養素のみを制限することで生活習慣病を予防できると考えるのは極端すぎます。また、危険ですらあります。**

これまでの医学論文のエビデンス（科学的根拠）をまとめると、糖質制限ダイエットでは、低脂肪ダイエットなどの他のダイエットと比較して体重減少効果が少し早めに観察され、いく分その効果が強い傾向にあるようです。その一方で、悪玉コレステロール（ＬＤＬ－コレステロール）を低下させる効果は劣ります。

ただし、これらは**全て観察期間が2年以内の小規模な研究で、それぞれのダイエットに**

よる違いもわずかです。このことから、糖質の摂取量だけで体重が規定されているわけではないこと、また、少なくとも医師の観察下で短期間行うものであれば、反対派が主張するほど、糖質制限ダイエットは他のダイエットに比べて、特に危険性が高いものではないことが分かります。

とはいうものの、糖質制限ダイエットの功罪をめぐる議論は、いつもかみ合いません。それは、エビデンスより、信念に基づいてお互いの主張が展開されているからです。集積されたデータを分析し、真理に迫るのが科学的なアプローチだとすれば、今、糖質制限ダイエットで繰り広げられているのは宗教論争に近いものかもしれません。

▼特定の栄養素だけを制限するのは危険！

カロリー制限を行わない限り、ある栄養素を制限したダイエットは、他の栄養素の過剰摂取を招きます。そのような変化に乏しい偏った食事が長期的に人にどのような影響を及ぼすか、誰も答えを持っていません。なにせ、これまで私たちは長い人類の歴史の中で、いろいろな物を食べ、子孫を残し、寿命を延ばしてきたわけですから。

もちろん、トランス脂肪酸（植物油から固形の油脂をつくる際にできる脂肪酸）、精製された単純糖質、異性化糖（主にコーンシロップから化学的につくられる果糖とブドウ糖からなる液糖）、ファストフード、超加工食品などに私たちの体が適応していない可能性は十分に考えられます。これらの食品や成分は、努めて避けるべきでしょう。

しかし、それは必ずしも特定の栄養素を食卓から全て排除すべきだということを意味しているわけではありません。

当然、栄養素の「質」についても考慮する必要があります。また、調理や加工の過程で栄養素が変性したり、その機能が劣化したりする可能性も考えなくてはなりません。三大栄養素を丸ごとの食品（ホールフード）としてとるのか、それとも加工品としてとるのか、生で食べるのか、あるいは調理した形でいただくのか、などでも体に対する影響はずいぶん違ってくるでしょう。

健康情報を見聞きするとき、メッセージがあまりにも単純化されすぎていないか、もう一度、自分の目でチェックしてみてはいかがでしょう。

▼サプリメントは体にいいのか？

サプリメントは、英語でsupplement。本来、「補足（する）」とか「追加（する）」といった意味です。つまり、通常の食生活の中で、いろいろな事情から不足しがちな栄養素や成分を補う。これがサプリの基本です。

調査によって違いはありますが、日本人のサプリメントの摂取率は20％くらい。その約3分の2は、ビタミン、ミネラル類のようです。中高年の世代には、サプリメントは「ビタミン剤」といったほうが分かりやすいかもしれません。

ビタミンは、体内に摂取した栄養素、特に糖質や脂質などを効率よく代謝してエネルギーに変えていくために働く、生命活動の維持に不可欠な生理活性物質です。十数種のビタミンが存在し、これらは食事から摂取されるとともに、私たちの体内の腸内細菌からも一部つくられています。

ただ、加工食品の多い食事スタイルや腸内環境の乱れなどによって、ビタミンが不足してくるケースも見受けられます。実際、極端にビタミンが欠乏してくると、欠乏したビタミンの種類により特徴的な症状が出てきます。例えば、ビタミンAの不足なら夜盲症や皮膚炎、ビタミンC不足なら壊血病、ビタミンB1不足では脚気《かっけ》といった具合です。

健康長寿の羅針盤⑨ 過去の病気ではない——脚気《かっけ》とビタミンB_1

ビタミンB_1（チアミン）の欠乏は、脚気を引き起こします。

脚気は「江戸患い」とも呼ばれ、ビタミンB_1を含まない、白米中心でおかずの少ない食事が原因とされ、明治から大正時代にかけて大流行しました。当時、森鷗外を軍医総監とする陸軍は白米を基本食としていましたが、ドイツ医学の流れを汲んで、この病気を細菌感染と結び付けたため、多くの脚気患者を出すことになりました。

一方、海軍では後の東京慈恵会医科大学の創設者、高木兼寛により、脚気に対する麦飯の有用性がいち早く示され、海軍カレーの誕生へと続いていったわけです。私が医者になった1980年代は、ジャンクフードの流行により脚気が再興した時期と重なります。脚気では、有名な膝蓋《しつがい》腱反射（膝頭を小突いたとき足がポーンと上がる反射）の低下、心不全、記憶障害などが認められ、患者がよくつくり話をしだすなど極めて多彩な臨床症状を呈します。

ちなみに、脚気は人だけがかかる病気ではありません。特別天然記念物のトキがどじょうを食べ過ぎ、結果チアミンを壊すチアミナーゼを大量にとってしまったために、ビタミンB_1の欠乏により脚気のような症状を呈したことが報告されています。日本に生息する大半のトキは保護センターで飼育されているので、人ならずとも特殊な状況下で偏食が過ぎると脚気が出てくるようです。

このように健康維持には欠かせないビタミンですが、ビタミンをサプリメントとしてとることで、本当に健康になれるのでしょうか？

ビタミンが不足して起こる壊血病や脚気の患者に対して、欠乏しているビタミンCやビタミンB_1を補充することは極めて有用です。

では、潜在的にビタミンが少しだけ不足している人ではどうでしょう。多くの研究で、ビタミンが不足傾向にある人は、そうでない人に比べて、がんや心臓病にかかりやすいことが分かっています。こうした人に、ビタミンを補充すれば、効果的にがんや心臓病が予防できるのでしょうか。

これまでの研究結果は、残念ながら厳しい現実を私たちに突きつけています。3万人近くの喫煙男性を対象にした研究では、むしろビタミンAの前駆体であるベータカロテンを摂取したほうが、肺がんにかかりやすく、総死亡率、肺がん死、心血管死の危険率が高くなることが分かりました。

この研究結果は、その後30万人近いデータによって追試されています。ベータカロテンとビタミンEの摂取で死亡率がそれぞれ5％、3％有意に高くなり、ビタミンCとビタミンAの摂取では統計学的に有意差はないものの、死亡のリスクがそれぞれ2％、7％上昇することが報告されています。

以上のことから、**壊血病や脚気などのビタミン欠乏症の人にビタミンを補うことはもちろん有益ですが、そうでない人がビタミンをサプリメントとして多くとってもほとんどメリットがない**ことが分かります。そして、**一部喫煙者の場合には、むしろ有害ですらある**ともいえます。

ただし、ビタミンDでは異なる結果が出ています。

ビタミンDはカルシウムの代謝に関わり、食事だけでなく、日の光に当たることで体内でもつくられます。免疫の働きを調節する作用もあり、ビタミンDのレベルが低い人のほうが、心血管病、感染症、がんによる死亡のリスクが高まることが知られています。

これまでの研究結果を見ると、**ビタミンDには、心臓病やがんに対する予防効果はありませんが、すでにがんにかかった人の死亡のリスクを下げる可能性がある**ようです。また、ビタミンDが不足気味の高齢者では、ビタミンDの補充によって総死亡率が低下する可能性があることも報告されています。

「ビタミン神話」の真相

このような医学的な事実にもかかわらず、多くの人がビタミンのサプリメントを摂取しています。そんな状況を、ある研究者は、「ビタミン神話」と呼んでいます。ノーベル賞（化学賞・平和賞）を2度受賞したライナス・ポーリングも、大量ビタミンC療法に魅せられた一人でした。いや、ひょっとすると、彼がビタミン療法を神格化した張本人であったのかもしれません。

いずれにしても、ビタミン神話は、シンプルなストーリーに支えられています。野菜や果物をよく食べる人は健康だ。野菜や果物には、大量のビタミンが含まれている。したがって、当然、ビタミンをとれば健康になれる。仮に百歩譲って効果がないにしても、害などあろうはずはない、と。

ここにも、野菜や果物が持つ効能を全てビタミンに帰結させてしまう還元主義と、酸化は悪で、抗酸化は常に絶対的に善であるいう二項対立的な思考が垣間見られます。

ちなみに、一部の患者、特に喫煙者などがビタミンをとることで、死亡のリスクがむしろ上がってしまうことは、どう説明されるのでしょう。本当にそんなことが起こり得るのでしょうか。

なにせ、ビタミンは抗酸化物質ですから、効き目がないにしても悪さをするなんて、直感に反します。

実は、**ビタミンなどの抗酸化物質は、魔法のように活性酸素（フリーラジカル）を除去してくれるわけではない**のです。例えば、抗酸化物質であるビタミンEは、細胞膜やタンパク質をフリーラジカルによる攻撃から守ってくれています。フリーラジカルはビタミンEにより捕捉、除去されますが、その過程でビタミンE自身は酸化され、ビタミンEがフリーラジカルと結合します。そして、このビタミンEのフリーラジカルは、ビタミンCに渡され、ビタミンEは元に戻りますが、今度は、ビタミンCがフリーラジカルとなるのです。こうした連鎖反応の中で生じてくるフリーラジカルが、細胞を傷つけてしまう可能性があります。

さらに、細胞は、修復できないほどの大きな傷害を遺伝子が受けると自ら死を選択しますが、ビタミンの存在下では死を免れたもののＤＮＡが傷ついてしまった細胞が中途半端に生き残る可能性が高まります。これらの細胞は細胞分裂を繰り返す過程でＤＮＡにエラーを蓄積させ、最終的にがん化するかもしれません。また、がん細胞も、抗酸化物質であるビタミンを利用することで、フリーラジカルによる細胞死を免れ、増殖しやすくなる可能性も考えられます。

したがって、**喫煙者などフリーラジカルの産生が高まっている患者さんの場合では、極めて微に入り細に入り調節されている酸化と抗酸化のバランスを、外からビタミンを投与して闇雲にいじってしまうことで、がんの発症リスクが高まってしまうかもしれない**のです。

昨今は、補うのではなく、カロリーは多いのに栄養価には乏しい食生活からくるほころびの埋め合わせに、サプリメントを使う人が目立ってきています。少々羽目を外してジャンクフードまみれの食生活を送っても、「サプリを飲んでいるから大丈夫」という発想なのでしょうか。しかし、ビタミンのサプリメントは決して万能薬ではありません。この点をくれぐれもお忘れなく。

さらにネット上には、ビタミンでＡＧＥの生成が抑えられ、糖化がコントロールできるような記事が氾濫しています。確かに、ビタミンは試験管内でタンパク質と糖の結びつきを抑え、実験動物においてもＡＧＥの形成、蓄積を抑制できるようです。

しかし、すでに10年以上も前に糖尿病患者を対象に行われた試験で、ビタミンB_6、B_{12}、葉酸などのマルチビタミン療法を受けた患者の方が、腎機能低下の進行がむしろ早くなり、心臓病のリスクが2倍に跳ね上がることが示されています。

また、ビタミンB_1を用いた別の二重盲検《にじゅうもうけん》試験（実施している薬や治療法などの性質を、医師［観察者］にも患者にも伏せて行う試験）でも腎機能への保護効果は認められていません。つまり、現状では、**ビタミンを摂取しても、ＡＧＥを抑え、糖尿病の血管合併症のリスクを低下させることはできない**といえます。

▼フルーツジュースの甘くない現実

果物には、ビタミン、ミネラル、食物繊維が多く含まれ、これまでの疫学研究により、果物を定期的に食べる人では、心血管病、大腸がん、うつ病などのリスクが低くなることが報告されています。

また、83万人を対象にした研究では、1日に食べる果物が1品増えるごとに死亡のリスクが6％ずつ下がることも示されており、果物は健康的な食品として位置付けられています。

しかし、果物は、どのような形で摂取しても健康増進に寄与するものなのでしょうか。

一般的にブドウ糖（グルコース）や果糖（フルクトース）などの単糖類は、水溶液中では分子が開いた状態か閉じた状態のいずれかで存在しています。

分子が開いた構造の糖は、タンパク質のアミノ基と反応しやすく、老化の元凶である終末糖化産物、ＡＧＥをつくりだしやすいことが知られています。ブドウ糖はほとんどの分子が閉じた構造をとるため、極めてＡＧＥをつくりにくい糖だといえますが、一方、果糖は一部、開いた構造をとるため、ブドウ糖に比べ約10倍のスピードでＡＧＥを生成します。

このため、**果糖の過剰摂取は、ＡＧＥを蓄積させ、糖尿病や心臓病のリスクを高めて老**

化を加速させる可能性があるのです。

実際、19万人を対象とした研究で、フルーツジュースを1日に1杯以上飲む人は、そうでない人に比べて糖尿病に21％かかりやすくなり、週に3杯程度のフルーツジュースの飲用でも有意に糖尿病になりやすくなることが示されています。また、別の研究でもフルーツジュースは、甘味飲料や人工甘味飲料と同様に糖尿病発症のリスクを高めることが明らかにされています。

果物はジュースに加工されると、食物繊維の80％が失われるため、糖の吸収効率が高まり、食後血糖値の上昇やＡＧＥの蓄積を介して糖尿病の発症を高めてしまうのかもしれません。また、果物を丸ごと食べるのとは違い、ジュースは時間をかけずにすぐにとれてしまうため、飲み過ぎてしまうきらいもあります。

ちなみに、果糖はブドウ糖や砂糖（ブドウ糖と果糖が1：1で結び付いた二糖類でショ糖とも呼ばれる）よりも甘く、冷やすと甘みが強くなることが知られています。これは、果糖は温度が下がると甘みの強い構造体の割合が増えるからです。したがって、冷やしておいしい果物（例えば、りんごやなしなど）のジュースは、果糖の含有量が多く、ＡＧＥをため込みやすい飲み物だともいえるのです。

また、ジュースでなくとも果物の缶詰を月に1回以上食べる人では、そうでない人に比べて死亡のリスクが高くなることも明らかにされています。

さらに、果糖の過剰摂取が、脂肪肝や痛風のリスクになることが報告されていますから、「過ぎたるは猶《なお》及ばざるが如《ごと》し」。食と健康においても、この言葉はまさに至言といえるでしょう。特にフルーツジュースには、甘くない現実があるのです。

▼黒砂糖は白砂糖より体にいいのか

白砂糖と黒砂糖。同じ砂糖でも、この二つの砂糖ほどイメージが対極化しているものはありません。一般的に流布しているイメージは、こうです。「精製された白砂糖は、とにかく体に悪い。諸悪の根源」。かたや、「黒砂糖はビタミン、ミネラル豊富。風邪や便秘の予防になり、ダイエットに美肌効果も」。

本当にそうなのでしょうか。

まずは、二つの砂糖のつくり方から説明します。

最初にサトウキビを細かく刻んだ後、圧搾機で汁を搾り出します。次いでこのサトウキビの搾り汁に石灰を入れて煮て、不用な成分を沈殿させて取り除きます。濾過した上澄み液を何段階かに分けて加熱、濃縮し、攪拌しながら、冷やして固めることで黒砂糖ができ上がります。一方、上澄み液からショ糖以外の成分をさらに取り除き、煮詰めて結晶をつくり、最後に遠心分離器にかけて取り出されたものが白砂糖です。

つまり、この二つ、精製度は多少違いますが、結局は主成分の大半がショ糖なのです。もちろん、白砂糖はショ糖以外の成分をほとんど含んでいません。黒砂糖が、白砂糖よりビタミンやミネラルを多く含み、ショ糖の含有量が多少なりとも少ないことは紛れもない事実です。しかし、調味料として使う黒砂糖で補えるビタミンやミネラルの量はほんのわずかなものです。黒砂糖が、新鮮な野菜や丸ごと食べる果物と同じように貴重なビタミンやミネラルの供給源となろうはずもありません。

したがって、この二つの砂糖を「善」と「悪」という構図で捉えるのは、明らかに行き過ぎています。黒砂糖でビタミンやミネラルを十分に補おうと思ったら、それこそ、大変な量をとらなければならないでしょう。私は、黒砂糖独特の風味や味が好きでたまに食べますが、健康になるために黒砂糖をとろうと思ったことは一度もありません。あくまで、白砂糖も黒砂糖も嗜好品のひとつだと考えるべきです。

また、ショ糖を取り出した糖液には、まだ糖分がいく分残っており、これに加熱を繰り返し、煮詰めてできるのが三温糖です。茶色っぽいので、これも健康的な糖だと思っている人も少なくないようですが、色は加熱によるカラメル反応によるものです。イメージで物事を判断してはいけません。

▼食事に関する指針づくりの難しさ

意外に思われるかもしれませんが、ある栄養素、例えば、糖をどのくらい過剰にとったら体によくないのか、白黒つけるのはとても難しいことです。

患者を二群に分けた長期にわたる無作為化試験を実施すること自体、困難ですし（実際、一年以上の研究はほとんど行われていない）、研究対象となる栄養素（例えば、糖）以外の他の栄養素の摂取量を全てそろえることも現実的には厳しいからです。

また、仮にそのような試験的研究が実施され、ある結果が導かれたとしても、それが実社会を反映したデータかどうかは分かりません。なぜなら、多くの人は、ある物をとらないようにすれば、別の物を多くとるようになり、それが原因で健康を害してしまう可能性もあるからです。

そのため、栄養素に関する指針は、主として観察研究のデータを中心にまとめられています。つまり、ある栄養素を多くとっている人たちを長期にわたって観察し、そうでない人たちと比べることで、その栄養素の過剰摂取の弊害を見ていくわけです。

しかし、この研究方法にも大きな落とし穴があります。それは、ある嗜好習慣を持つ人たちが、別の生活習慣も同時に併せ持つ可能性があるからです。

例えば、糖を多くとる傾向にある人は、そうでない人より、食べ過ぎ、運動不足のきらいがあり、ストレスが多く、朝ご飯を食べない割合が高いかもしれません。このような場合、観察研究で得られた結果が、糖をとりすぎたことによるものなのか、他の生活習慣の悪影響を受けたものなのか、結論がつけられなくなります。

こういった事情を踏まえ、あるアメリカの医師は、「体に悪い物などない。ただ、食べすぎなければいいのだ。エビデンスがないのに、みんなが騒ぎすぎている」と訴えます。ほとんどが動物実験のデータで、人のデータも先に述べた理由から医学的に厳密性に欠けると主張するわけです。

しかし、私はこの考えに与《くみ》しません。そんなことをいったら、永遠に食事に対する指針など一切、出せるはずもないからです。動物実験のデータもメカニズムを考える上でとても貴重な資料となりますし、そもそも完璧なデータがそろっていなくとも、最善策を練ることはできるはずです。また、そのための努力を惜しむべきではないでしょう。

ここで、一般的にどのようなプロセスを経て指針がつくられていくか、簡単に触れてみたいと思います。

まず、試験管や動物実験で、ある栄養素や成分が病気を引き起こす可能性が高いかどうか、また、高いとすれば、どのようなメカニズムでその病気が引き起こされるのかが検討されます。次いで、この栄養素や成分が、実際に私たちが口にする程度の量でも、健康被害をもたらすかどうか臨床試験が行われます。長期間にわたる無作為化試験が一番好ましいのですが、多くの場合は得られた観察研究の結果をまとめて再解析し、データを総合的に判断して、基準が設けられます。

つまり、動物にあり得ないほどの量を食べさせた実験結果や、たった一つの質の悪い臨床研究の結果で基準が設定されているわけではないこと、動物も含めた多くのデータに裏付けられて指針が設定されていることを、ぜひ、知って頂きたいと思います。

なぜ、その健康情報を信じるのか

「認知のゆがみ」が判断を誤らせる

突然ですが、問題です。

リンダという31歳、独身のイギリス人女性がいます。彼女は率直に自分の意見を言う性格で、とても聡明です。学生時代には哲学を専攻。差別問題や社会問題に深い関心を持ち、反核デモにも参加していました。

さて、このリンダについて最もありそうな選択肢は、次のどちらでしょうか。

1　リンダは銀行の出納係だ。

2　リンダは女性解放運動に興味を持っている銀行の出納係だ。

これは世にいう「リンダ問題」です。心理学で代表性ヒューリスティックを説明するときによく使われる問題です。ヒューリスティック（heuristic）とは、心理学用語で、**人が**

意思決定したり、判断したりするとき、論理で一歩一歩答えに迫るのではなく、過去の経験則などから直感的に答えに至る思考方法のことで、いわば認知の経験則のことです。分かりやすくいえば、「思い込み」や「早合点」。脳はあまりにも多くの情報を処理しなければならないため、判断するときには効率の良さを最優先し、近道をとろうとするのです。

さて、あなたが選んだ答えはどちらでしたか。「2」ではありませんか？

実際、この問題を投げかけられた被験者の大半が「2」を選んでしまいます。しかし、正解はもちろん「1」です。

というのは、この問題は簡単な確率の問題に帰結できるからです。冷静に、順序立てて考えてみれば、すぐに分かります。「2」は必ず「1」に含まれるからです。リンダのプロフィールから女性解放問題に興味を持っていることは十分に考えられますが、だからといって、「最も」「ありそうな」「選択肢」は「2」ではありません。2であることはまれな例で、常に「1」である確率のほうが高いからです。

しかし、最初に示された聡明とか、哲学とか、差別問題とかが印象に残り、それが論理的な意思決定にバイアス（偏り）をかけてしまうため、多くの人が「2」を選んでしまいます。

バイアスに関する別の設問もあります。

私は以前、福岡に住んでいましたが、私が福岡と東京の間を毎日、日帰りで飛行機を使い往復するとします。1年で730回、飛行機に乗りますが、私が大きな航空機事故に遭う確率はいったい、何年に一度くらいだと思いますか。

たいていの人は100年くらい、多くてもせいぜい数百年に一度くらいと答えます。

でも、統計データから計算すると、正解は3400年に一度くらいになります。1年で730回。これだけ飛行機に乗っても、大きな事故に遭う確率は250万回に1回くらいなのです。

もっと多そうに思えてしまうのは、車の事故などと比べて航空機事故は被害が大きく、必ずニュースになり、私たちの記憶に残るからです。つまり、それがバイアスとなって判断をくるわせてしまうのです。

ちなみに、1903年にライト兄弟が飛行機を発明して以来、現在までの約120年の間に航空機事故で亡くなった人の数は、アメリカで1年間に自動車事故で亡くなる人の数より少ないといわれています。

▼数字のマジックにだまされない

健康情報には、よく「確率」がついて回ります。例えば、心臓病を80％予防した、死亡率を50％低下させた、などです。しかし、この数字をそのまま鵜呑みにすると、思わぬ落とし穴にはまります。数字には目くらましのようなマジックがあることも少なくないからです。

1年間に新しくがんが発症する確率は、日本人ではおよそ1％です。そこに画期的ながんの予防薬が現れて、仮に発症率が0・5％になったとします。すると、マスコミは「夢の予防薬登場、がんの発症が半減！」と騒ぎ立てるでしょう。確かにすごいことです。なにせ、新しくがんにかかる人が半分に減るわけですから、すばらしいことだと思います。この点について、異論はありません。

ただ、もう少し数字を冷静に眺めてみると、第一印象とは違った事実が浮かび上がってきます。

それは、この薬は、日本人200人のうち2人ががんになっていた（発症率1％）ところを、1人（発症率0・5％）に減らしたにすぎないという事実です。つまり、この薬の恩恵を受けることができたのは、200人のうち1人だけだったことになります。198

人はもともと、がんにかからなかったわけですし、１人は薬を飲んではいましたが、がんになってしまったので、この薬の恩恵を受けたとはいえないからです。

この場合、がんの発症リスクは、この薬で相対的に半減したのであって、実際には、０・５％（２００人のうち１人）下がっただけだったわけです。イメージ的には、この薬を飲めば、２人に１人ががんにならずにすむように思えてしまいますが、実際は、２００人のうち１人にしか効かないということです。

前者を相対リスク、後者を絶対リスクと呼びます。がんほどの発症リスクが高い病気でも、絶対リスクで見ると、夢の薬の効果の印象はずいぶん薄れてしまいます。確率などが示されたときは、それがどういう数値なのか、よく検討してみる必要があります。

▼厚着をするとインフルエンザにかかりやすい!?

健康情報を選別するとき、相関関係と因果関係とは必ずしも同じでないことを認識しておかなければなりません。**AとBが相関していることは、必ずしもAがBの原因であることにはならない**からです。

分かりやすい例で示しましょう。

冬になると人は厚着になります。また、インフルエンザは冬に流行します。そのため、統計をとると必ず、人は厚着をしているときほどインフルエンザにかかりやすいことになります。しかし、厚着はインフルエンザの原因ではありません。この場合は、「冬」という共通する因子が二つの因子を単に結び付けているだけで、もちろんこれらに因果関係はありません。

ただの相関関係を因果関係とはき違えると、大変なことが起こります。この例でいうと、厚着がインフルエンザの原因であると誤って判断することになり、インフルエンザを予防したい一心で、真冬に薄着になるという暴挙に出てしまうことになるからです。この話は、とても分かりやすい事例なので、そのような間違いをしでかすことはありませんが、一見それらしいと、単なる相関関係にすぎないのに前者が後者の原因であるかのように思えてしまうことがあります。これを、「前後即因果の誤謬《ごびゅう》」といいます。

これも、ヒューリスティックのひとつです。要するに、人間はとても賢いのですが、おっちょこちょいで、論理的ではないのです。

ついでにいえば、ある情報を見聞きしたとき、興味を引かれたら、必ずその情報の大元、すなわち出典を調べてみてください。インターネットに書かれた情報は、出典が明らかでないものも多いですし、間違って引用され、そのままコピペされ続けているものも多くあります。本書は、１０００以上の英文論文をもとに書かれていますが、紙面の都合で論文の出典を載せるスペースがなく、とても申し訳なく感じています。米国国立医学図書館(https://www.ncbi.nlm.nih.gov/pubmed/)にキーワードや研究者の氏名を入れたら、無料で論文を検索できますので、ぜひ、使ってみてください。

「サバイバルバイアス」のある健康情報に気を付ける

現在、日本の百寿者（センテナリアン）は約7万人おり、この方々を対象にした長寿の研究がさまざまな角度から進められています。

世間では百寿者の条件として「開けっぴろげな性格」「ものに動じない」「よく笑う」「食べ物をよくかむ」ことなどが挙げられるようですが、現時点では、あまり確かな科学的な裏付けはないようです。

こうした根拠が脆弱な説がはびこる理由のひとつに「サバイバル（生存者）バイアス」が挙げられます。俗ないい方をすれば「残ったもん勝ち」、あるいは「死人に口なし」バイアスです。

歴史は勝ち残った者によって書かれていきます。たとえ、それが事実とは異なっていても、もはや、それを証明する人はすでにいませんし、たとえいたとしても覇者の前には口を閉ざすしかありません。

百寿者は、いわばその勝ち残った人たちです。もし彼らの何人かが「よくかんで食べる」ことの大切さを主張し、そして彼らが有名人であれば、なおのことそのメッセージがマスコミに取り上げられ、人口に膾炙《かいしゃ》していきます。

しかし、よくかんで食べていたにも関わらず50歳で早死にした人も多くいるはずなのに、その事実は、もちろん取り上げられません。その結果、「百寿者はよくかんで食べる」ことがひとつの真実であるかのように語り継がれていきます。「開けっぴろげな性格」「よく笑う」なども、同じことでしょう。

健康情報は玉石混交です。私が一部の健康情報を〝石〟と見る最大の理由は、依《よ》って立つ根拠が希薄だからです。出典も曖昧なら、エビデンスも曖昧。全く提示されていないものもあります。そして、統計解析がほとんどなされていません。

これでは、一見どんなにそれらしくとも、とても信用することはできません。

しかし、中には健康に本当に役立つ、貴重な情報もあります。それらを見つけ、採用し、活かしていく。こうしたリテラシーや情報処理能力が、これからの時代、とても重要になってきます。

いかにニセモノを避け、ホンモノにたどり着くか。それにはいくつもの罠（トラップ）を乗り越えなくてはなりません。**思いつきや直感に頼らず、背景にある論理や事実を一つひとつ確かめて、最後は自分の判断で情報を取捨選択する習慣を身に付けることが大切**です。

そのためには、私たち人間がこれまでどのような道程をたどり、今日繁栄するに至ったかに思いを馳せなければなりません。人間の体のつくりや仕組みを人類史という長い時間軸でとらえてみると、情報の真偽がおのずと見えてくるようになります。

人生100年時代、ウェルエイジングを実現していくためには、人類の歴史から学ぶ謙虚さも大切なのだと思います。

テレビやインターネットによってさまざまな情報が飛び交う現代は、あっという間に健康情報が独り歩きして一部は「神格化」していきます。この傾向は強まることはあっても、衰えることはないでしょう。

その情報に振り回されないためにも、情報を鵜呑みにせず裏付けを探すことが大切だと思います。

健康長寿の羅針盤⑩　夢の扉へ

　ここまで触れてきたように、糖はタンパク質を変性させ、ＡＧＥをつくり出します。糖は人間にとって欠くことのできないエネルギー源なので、糖化、ＡＧＥ化は避けて通ることのできない現象のひとつだといえます。実際、食事ひとつを例にとっても、ＡＧＥを私たちの生活から完全に排除することは不可能です。つまり、健康長寿を実現していくためには、この老化物質ＡＧＥとうまく折り合いをつけて生活することが大切になってくるわけです。

　とはいっても、ＡＧＥは過去の高血糖や生活習慣のゆがみを反映して「ツケ」として長期間体の中に残り、悪さをし続けます。ＡＧＥをため込まないような食生活を今日から実践するにしても、すでにたまってしまったＡＧＥに対して打つ手はあるのでしょうか。

「なんとか、AGEのツケをチャラにする」。この20年以上も前に私の頭に浮かんだ思いつきは、少しずつではありますが、形になりつつあります。体にたまってしまったAGEをシャボン玉のように包み込んで無毒化し、体外に排出させる作用のある物質を何とか見つけることができました。1000兆個の候補物質の中からたった一つだけ見つかったこの「AGEアプタマー」と呼ばれる物質は、体内にたまってしまったAGEを取り除き、糖尿病腎症や網膜症、動脈硬化症、がん、メタボなどを予防できることが動物実験で確認されています。

さらに、最近になり、AGEの鍵穴RAGEとくっつき、RAGEに蓋をしてその働きをブロックしてしまう「RAGEアプタマー」の開発にも成功しました。こちらの研究もまだ動物実験の段階ですが、AGEがいくら存在しても臓器に障害が及ばないようにすることで、糖尿病腎症で悪くなってしまった腎機能が元に戻ったり、がんの増殖や転移が改善するなどの結果が得られています。

今はもう放送されていませんが、以前に『夢の扉＋』というTBSのドキュメンタリー番組で9カ月間にわたり取材を受けたことがあります。AGE－RAGEシステムの活性化を封じ込めることで、ウェルエイジングへの夢の扉を開くことができるようになるかもしれません。がんばって研究を続けていければと思っています。

第5章のまとめ

あやしい健康情報に振り回されない

- あまりにも単純化されすぎたメッセージには要注意。
- シンプルなメッセージの根底には、極端な「還元主義」と「二項対立的」な考え方がある。

私たちは、とてもだまされやすい

- 人は、過去の経験則などから直感的に答えを導き出す傾向にある。

●相関関係と因果関係をはき違えたり、数字のマジックに惑わされないこと。

よりよく年をとるためには、正しい情報を見極める力をつける

●健康情報は玉石混交である。

●エビデンスがあいまいなものは信用しない。

第5章

よりよく年をとるための秘訣——健康情報に振り回されないために

おわりに

AGEは子孫に受け継がれる

「苦しんでいる人たちがいる。死んでいく人たちがいる。生態系は破壊され、多くの種の絶滅が始まっている。科学は30年以上にわたり、きわめて明白にそのことを警告してきた。しかし、あなた方大人は見て見ぬふりをし、お金の話や終わりなき経済成長のおとぎ話ばかり。そうして私たち子どもを見捨ててきた。もし、今後もあなたたちが私たち子どもを見捨てる道を選ぶなら、私はこう言う。絶対に許さないと」

２０１９年9月、アメリカ・ニューヨークで開かれた「地球温暖化の防止を目指す国連気候行動サミット」で、16歳の少女は並み居る各国の代表たちを前に、こう訴えました。スウェーデンの環境活動家、グレタ・トゥンベリさんです。声は凛と澄み切っていましたが、怒りで震えていました。

彼女は２０１８年8月、同国の国会記事堂前で、独りで「学校ストライキ」を始めました。その思いと行動は燎原の火のごとく世界中に広がり、1年後には160カ国以上、400万人以上の人々が共感と連帯のデモに参加しました。

私は彼女の言葉に深い感動を覚えると同時に、食の破壊も全く同じことだと思いました。人生100年の未来デザインを考えるとき、あなたは自分の健康のことだけを念頭に置いていていませんか？

あなたの健康は、実はあなただけのものではないのです。**あなたの体のよい面も悪い面も、その多くが子どもに、そして孫に、そのまた子どもにと受け継がれていく可能性があるのです。**

例えば、デタラメな食生活でAGEをためまくる。あなたは、自分だけのことだから、ツケは自分が払えばいいなどと開き直るかもしれません。

でも、それは違います。あなたがためたAGEは精子と卵子を介して子どもにも〝負の遺産〟として残されていく。そんな可能性があることが、最近の研究で分かってきたのです。

自分の欲や都合のためだけに子どもや孫を見捨ててはいけません。これから子どもをつくろうという方はもちろん、もうその予定はないという方も、このことをぜひ自分の子どもたちに伝えて、生活の改善に取り組んでいただきたいと思います。

「形質」は遺伝する!? ラマルク説の復権

こう書くと、進化論に詳しい方は「ラマルク説は否定されたのでは？」と疑義をはさむかも知れません。

ラマルク説とは、18世紀から19世紀にかけて活躍したフランスの著名な博物学者、ジャン＝バティスト・ラマルクが提唱した説のことです。

彼は**人類を含む動物の進化は、各個体が生涯の間に身に付けた形質（性質や機能、形態上の特徴など）が子孫に伝わり、それが長年の間に大きな変化、すなわち進化となって現れる**と唱えました。

不用な形質は捨て、有用な形質（獲得形質）だけを伝えていくというわけで、ひと言でいえば獲得形質の遺伝です。もっと分かりやすくいえば、筋肉隆々の鍛冶屋からは筋肉隆々の子どもができるということになるわけです。

ラマルクの説は多くの学者に注目されましたが、同時に多くの批判にもさらされました。

動物実験で獲得形質が遺伝しないことが明らかになるにつれて、彼の説は下火になっていきました。

そして、ラマルクの死後の19世紀中頃、チャールズ・ダーウィンが『種の起源』において、同種内の個体変異が生存と繁殖成功率の差（自然選択）をもたらし、優勢なものが進化の方向を決めるという「自然選択説」を発表。これが大論争の中で広く認められていく一方、ラマルク説は非科学的な説として軽んじられるようになっていったのです。

遺伝分子学の分野でも「遺伝における情報の流れはDNAを介して行われ、それが形質の発現となる」とされており、原則的には「獲得形質の遺伝はありえない」というのが現在、ほぼ定説となっています。

ところが最近、エピジェネティクスといって、ラマルク説の復権をうかがわせるような進化論の新たな潮流も生まれてきています。

エピジェネティクスとは、ひと言でいえば**「後天的に遺伝子発現が制御される仕組みを研究する学問」**のことです。その意味するところは、遺伝子の本体はDNAだが、遺伝子の発現には「分子の修飾」（DNAそのものやそれに巻き付くヒストンというタンパク質のメチル化やアセチル化など）が鍵を握っているという考えです。

分子修飾のトリガー（引き金）としては、食事や大気汚染、喫煙、酸化ストレスのほか、AGEもその主要なひとつと考えられています。

DNAという「生命の設計図」が書き込まれた遺伝子は、環境や生活習慣によってその発現パターンが変化する――。こうしたエピジェネティクな変化が世代を超えて子や孫に受け継がれる可能性を示唆する出来事が、スウェーデンの山間にある、オーバーカリックス村の住民で観察されています。

19世紀、オーバーカリックス村では、何度も凶作の年がありました。スウェーデンは今でこそ豊かな先進国ですが、その頃は自給自足が基本。豊作の年にはたらふく食えても、凶作の年にはひもじい思いを強いられたわけです。

オーバーカリックス村の住民調査を行ったところ、思春期の少し前の小学2～4年生くらいのときに、十分に食べ物をとれなかった男性の息子は心臓病にかかりにくい一方で、十分食料をとれていた男性の男の子の孫は糖尿病にかかりやすいことが分かりました。

つまり、**ある時期の食料事情で遺伝子の分子修飾が行われ、その形質が後世にまで遺伝する可能性がある**ということです。

とはいえ、メタボの人が「私がこんなに太ってしまったのは、あんたが後先考えずに食べまくったせいだったのか……」と、おじいさんの遺影の前で嘆いても始まりません。大事が起こる前にＡＧＥをためないような食生活を今日からでもスタートさせましょう。

母と子のＡＧＥ値は相関する

子孫を残す過程において、精子の役割は、卵子のそれと比べてはるかに小さいように思えます。

精子の役割は、これから生まれる人間の設計図の半分をＤＮＡという形で持ち込み、卵子の新たな生命活動のスイッチをオンするだけです。

一方、卵子の役割は大きく、子孫に与える影響も複雑です。まずは、精子から得たＤＮＡと卵子が持っているＤＮＡで遺伝子の組み替えや修飾が行われます。

このため、**妊娠したときの母親の健康状態は、よりダイレクトに胎児に影響していく**ことになります。

子宮内で低栄養にさらされた胎児は出生時体重が減少するだけでなく、低栄養状態という環境に適応するためにエネルギーをため込みやすい体質に体をつくり上げます。ところが、生後、普通の栄養環境に置かれてしまうと、この体質が仇となり、新しい環境に体が適合できず、肥満や糖尿病に関連する病気にかかりやすくなってしまいます。

このように**「将来の健康や特定の病気へのかかりやすさは、胎児期や生後間もない頃の環境を強く受けて決定される」という「胎児プログラミング仮説」**も、母親の影響力を強く示すものです。

精子は年をとっても新しいものが生産されますが、女性は、一生分の排卵する卵子を卵巣に抱えて生まれてきます。誕生後、その数が増えることはありません。そのため卵子の年齢は実年齢と同じです。

日本人女性の平均閉経期は51歳くらいですが、卵巣や卵子の老化（機能低下）が早ければ閉経も早く訪れます。

例えば、乱れた食生活を続けていて、ＡＧＥまみれの母親から女の子が生まれたとします。すると、その子の**卵巣も母親がためたＡＧＥのツケを受け継ぐ**ことになります。その結果、その子の**卵巣や卵子の老化（機能低下）が早まり、結果として孫にも影響を及ぼす可能性がある**わけです。

実際、ＡＧＥ値が高い母親から生まれた生後0歳の子どものＡＧＥを調べると、**母子の**

AGEには強い相関関係があることが分かっています。これは胎盤を通じて、AGEが移行しているからだと考えられています。

これは、子どもには逃れようもない運命のようなもの。母親は、子どもにそんな悲しい運命を押しつけないように、自らの生活を律する必要があるでしょう。

もうひとつ、私が懸念するのは、妊娠中にも関わらず食事にあまり気を使わない母親は、離乳食が終わった後の子どもに対する食育面でも問題が多いのではないかということです。母親に食に対する知識や関心がないと、子どもにも無警戒に自分と同じようなものを食べさせがちになります。我々の研究では、小学校6年生以下の子どもと、その母親のAGE値が見事なまでに相関することが分かっています。今からでも遅くはありません。AGEを念頭に置いた食育を実践してみてください。

18世紀のフランスに、ジャン・ブリア＝サヴァランという弁護士がいました。彼は食事を学問として扱った『美味礼賛』という本を著しましたが、その中でこう言っています。「普段、あなたが何を食べているのか言ってごらんなさい。私は、あなたがどんな人かを言い当ててみせましょう」。

つまり食事の中身によって、その人となりが分かるというわけです。

また、彼は箴言《しんげん》を残しています。

「禽獣《きんじゅう》は食らい、人は食べ、知識のある人のみ、その食し方を知る」。

ただ、おいしいから、腹が減ったから食べる。これでは獣と変わらない。何をいつ、誰と、どう食べるべきか。人生100年時代を快適に生きるためには、私たちは〝考える食事〟というものを、もっと生活の中に取り入れていく必要があると思います。それは自分のためだけではなく、あなたの、未来の子孫のためでもあるのです。

山岸昌一

山岸昌一（やまぎし・しょういち）

昭和大学医学部内科学講座糖尿病・代謝・内分泌内科学部門主任教授/久留米大学医学部客員教授/医学博士

1963年新潟県生まれ。金沢大学医学部卒業。日本内科学会、糖尿病学会、循環器学会、高血圧学会の専門医。金沢大学医学部講師、米国アルバートアインシュタイン医科大学留学を経て、久留米大学医学部教授を10年間勤め、2019年より現職。30年以上前から老化の原因物質AGEに着目。AGEに関する英文論文数は600編を超え、世界で最も精力的に生活習慣病の治療に取り組んでいる医師の一人。日本抗加齢医学会や老年医学会などで重責を担う傍ら、最近では「ためしてガッテン」、「あさイチ」、「たけしの健康エンターテインメント！みんなの家庭の医学」、「主治医が見つかる診療所」など多くのテレビ番組にも出演。一般向けの啓発活動にも取り組んでおり、その活動はしばしば五大新聞に取り上げられている。AGEに関する医学研究により、世界最大規模の学会である米国心臓協会最優秀賞ほか、日本糖尿病学会賞、抗加齢医学会奨励賞を受賞。『AGEsと老化』（メディカルレビュー社）、『老けたくなければファーストフードを食べるな』（PHP研究所）、『老けない人は焼き餃子より水餃子を選ぶ』（主婦の友社）など著書多数。

企画協力　天田幸宏（コンセプトワークス株式会社）
編集協力　竹内有三　角田由紀子
装幀・組版　大悟法淳一、大山真葵、秋本奈美（ごぼうデザイン事務所）
校　正　竹中龍太

老けない人は何が違うのか
今日から始める！　元気に長生きするための生活習慣

2021年5月15日　第1刷発行
2021年5月17日　第2刷発行
2021年6月2日　第3刷発行
2021年8月5日　第4刷発行

著　者　山岸昌一
発行者　松本　威
発　行　合同フォレスト株式会社
〒184-0001
東京都小金井市関野町1-6-10
電話 042（401）2939　FAX 042（401）2931
振替 00170-4-324578
ホームページ http://www.godo-forest.co.jp
発　売　合同出版株式会社
〒184-0001
東京都小金井市関野町1-6-10
電話 042（401）2930　FAX 042（401）2931
印刷・製本　株式会社シナノ

ISBN 978-4-7726-6189-8　NDC 336 188 × 130